Marco Rauland

Feuerwerk der Hormone

Warum Liebe blind macht und Schmerzen weh tun müssen

S. Hirzel Verlag Stuttgart

Ein Markenzeichen kann warenrechtlich geschützt sein, auch wenn ein Hinweis auf etwa bestehende Schutzrechte fehlt.
Bibliografische Information Der Deutschen Bibliothek
Die Deutsche Bibliothek verzeichnet diese Publikation in der Deutschen Nationalbibliografie; detaillierte bibliografische Daten sind im Internet über http://dnb.ddb.de abrufbar.

ISBN-10: 3-7776-1436-X
ISBN-13: 978-3-7776-1436-6

Birkenwaldstraße 44, 70191 Stuttgart
Printed in Germany
Einbandgestaltung: deblik, Berlin
Druck & Bindung: Kösel GmbH & Co. KG, Krugzell

Doch Lieb ist blind,
Verliebte sehen nicht
Die artgen Kinderein,
die sie begehen;
Denn könnten Sie´s,
Cupido würd erröten.

William Shakespeare
(Der Kaufmann von Venedig)

Inhalt

Mann und Frau – der „kleine" hormonelle Unterschied 51

Partnerwahl – Entscheidung der Moleküle 68

Vorwort

Vor etwa zehn Jahren fragte mich eine Freundin: „Sag mal, warum riecht eigentlich alles anders, seit ich schwanger bin?“ Ich hatte keine Antwort auf diese Frage und musste mir die Bemerkung gefallen lassen: „Ich dachte, du als Chemiker weißt so was!“ Nein, ich wusste es nicht, und seitdem hat mich diese Frage nicht mehr losgelassen, vielleicht auch aus gekränkter Eitelkeit.

Man lernt eine ganze Menge während des Chemie-Studiums: ob und warum Moleküle miteinander reagieren und wie viel Wärme bei einer bestimmten chemischen Reaktion freigesetzt wird. Ich muss zugeben, dass ich nichts von diesem Wissen jemals wirklich brauchte, da ich nie als Chemiker gearbeitet habe.

Nach dem Studium hat es mich in die medizinische Forschung verschlagen. Hier hatte ich es plötzlich mit Molekülen zu tun, die im Körper gebildet werden, dort bestimmte Reaktionen auslösen und so Krankheiten heilen oder zumindest deren Symptome lindern können. Und auf einmal bekamen chemische Substanzen einen greifbaren Sinn für mich.

Nun musste ich mir allerdings noch mehr dieser „speziellen“ Fragen gefallen lassen: „Kannst du mir sagen, warum ich immer im Urlaub krank werde?“, „Stimmt es, dass Schokolade gegen Liebeskummer hilft?“, „Warum hat man eigentlich keine Hunger, wenn man verliebt ist?“ – nur einige der Fragen, auf die ich keine plausible Antwort hatte.

Aber diese spannenden Fragen schwirrten mir seitdem immer wieder durch den Kopf und ich begann nach Antworten zu suchen. Über diese Suche entstand mein Buch *Chemie der Gefühle*, in dem ich versucht habe, die Entstehung und körperlichen Auswirkungen von Gefühlen aus biochemischer Sicht darzustellen. Für viele Fragen rund um die molekularen Botenstoffe, die in unserem Körper agieren, blieb ich jedoch weiterhin eine Antwort schuldig.

So ist nun dieses Buch entstanden, gewissermaßen mein zweiter Anlauf, interessante Fragen über die körpereigenen Moleküle zu beantworten, die für die zahlreichen und vielfältigen Empfindungen mitverantwortlich sind, die wir im Zusammenhang mit unseren Gefühlen oft auch körperlich spüren können. Nicht zuletzt beeinflussen diese Botenstoffe unser Verhalten, oftmals ohne dass wir uns dessen bewusst sind.

Doch eines möchte ich ganz klar vorweg sagen: Ganz sicher lassen sich unsere Gefühle und unser Verhalten nicht auf einfache molekulare Formeln reduzieren. Zu komplex sind die individuellen Wechselwirkungen zwischen Körpervorgängen und äußeren Einflussfaktoren, als dass man dem Geheimnis unserer vielfältigen Gefühls- und Verhaltenswelt bisher auch nur annähernd auf die Schliche gekommen ist.

Allerdings gibt es mittlerweile eine Vielzahl von Untersuchungen, die den molekularen Ursachen unserer Gefühle und unseres Verhaltens auf den Grund gehen und erste Antworten auf viele Fragen rund um unsere hormonelle Gefühlswelt geben können. Von diesen wissenschaftlichen Studien handelt dieses Buch. So gibt es auch die Antwort auf die Frage nach der Ursache des veränderten Geruchssinns von Schwangeren, für die ich nun endlich eine Erklärung habe – wenn auch mit zehn Jahren Verspätung.

Köln, im Juli 2006
Marco Rauland

Glück und Zufriedenheit – molekulare Stimmungsbarometer

Warum macht Erfolg glücklich?

Wochenlang hat man für eine Prüfung gelernt, zahlreiche schlaflose Nächte liegen hinter einem und nun wartet man voller Spannung auf das Ergebnis. Und das ist gerade per Post gekommen! Mit zittrigen Händen öffnet man den Umschlag, überfliegt schnell den Brief, das Herz rast immer schneller, aber man findet die Beurteilung einfach nicht – doch da, ja da steht sie, schwarz auf weiß: bestanden! Wir fangen vor Freude an zu schreien, laufen völlig aufgedreht durch die Wohnung und könnten die ganze Welt vor Glück umarmen. Ja, wir haben es geschafft!

Kennen Sie dieses Gefühl? Vielleicht war es keine bestandene Prüfung, vielleicht haben Sie bei einem Sportturnier gewonnen, das fehlende Stück für Ihre Sammlung auf dem Flohmarkt entdeckt oder Ihr Schwarm hat endlich die Einladung zum Abendessen angenommen. Eins haben all diese Situationen gemeinsam: Wir freuen uns über einen Erfolg und sind überglücklich.

Aber wie entsteht dieses Glücksgefühl nach einer vollbrachten Leistung? Ganz einfach: Unser Gehirn belohnt sich selbst, wenn es eine Aufgabe oder Herausforderung erfolgreich gemeistert hat, und zwar mit einer „Glücksdusche" des Gehirnbotenstoffes Dopamin. Dieser Botenstoff ist an der Vermittlung eines jeden Glücksgefühls beteiligt, indem er nach seiner Freisetzung ein bestimmtes Gehirnareal, das so genannte Lust- und Belohnungszentrum, aktiviert und so ein molekulares Freudenfeuer unter der Schädeldecke entfacht.

Das Neurohormon Dopamin wird im Gehirn aus der Aminosäure L-Dopa gebildet und in einer kleinen Gehirnregion im Mittelhirn so lange gespeichert, bis es den Befehl zur Freisetzung erhält. Wenn wir einen Erfolg zu verzeichnen haben, dann wird das Dopamin aus diesen Speicherzellen gewissermaßen wachgekitzelt und löst so die wunderbaren Glücksmomente in unserer obersten Gefühlszentrale aus.

Tieruntersuchungen bestätigten diesen Belohnungsmechanismus im Gehirn: Bekamen Versuchsaffen nach der richtigen Lösung einer gestellten Aufgabe etwas Apfelsaft als Belohnung in den Mund geträufelt, so konnte eine verstärkte Freisetzung von Dopamin im Affenhirn gemessen werden. Gab es nur etwas Wasser, was die Affen nicht als Erfolg werteten, blieben die Dopaminzellen hingegen stumm. Interessant war auch eine weitere

Beobachtung: Je höher die in Aussicht gestellte Belohnung für die erfolgreiche Bewältigung einer Aufgabe, desto größer war die Dopaminausschüttung im Gehirn und damit die Affenfreude.

Und das ist nicht nur bei Affen so. In einem anderen Experiment untersuchten Wissenschaftler der Universität Freiburg die Gehirnaktivitäten von Versuchspersonen, während diese bestimmte geometrische Aufgaben lösten. Das Ergebnis: Im Gehirn der Probanden wurde deutlich mehr Dopamin freigesetzt, wenn sie für die richtige Lösung einer Aufgabe etwas Geld statt eines einfachen „Richtig" als Belohnung erhielten.

Dieses Experiment belegt die molekulare Grundlage eines sehr menschlichen Wesenszuges: Die Aussicht auf eine hohe Belohnung spornt uns deutlich mehr an als ein „warmer Händedruck". Somit scheint Geld doch glücklich zu machen, zumindest, wenn wir den Geldsegen als Belohnung für einen Erfolg erhalten. Oder glauben Sie, Tennisspieler freuen sich nur über den Sieg und nicht über die Siegprämie?

Aber das ist auch sicher: Nicht nur Geld kann glücklich machen. So kann die „Dopaminfreude" über die Aufnahme in das nächste Studiensemester aufgrund einer bestandenen Klausur ebenso groß sein wie bei einem Lottogewinn.

Dopamin ist somit das molekulare „Belohnungsbonbon" in unserem Gehirn, und wenn nach einem Erfolgserlebnis die Dopaminfunken unter der Schädeldecke sprühen, dann belohnen wir uns selbst mit diesem wunderbaren Gefühl von Glück und Zufriedenheit.

Warum lösen wir ein Kreuzworträtsel selten zweimal?

Eine verstärkte Freisetzung des Gehirnbotenstoffes Dopamin löst die Hochstimmung aus, die wir nach einer „Meisterleistung" empfinden (siehe S. 13). Noch mehr feuern die Dopamin-Nervenzellen allerdings, während wir auf ein bestimmtes Ziel hinarbeiten.

Auch diese Erkenntnis verdanken wir Tierbeobachtungen. Wieder mussten Affen für ein wissenschaftliches Experiment, diesmal in Sachen „Vorfreude", herhalten. In dieser Untersuchung steckten Wissenschaftler die Tiere in einen Käfig, der in der Außenwand ein Loch hatte, durch das sie nach draußen greifen konnten. Die Forscher begannen nun im Käfig eine Lampe an- und auszuknipsen. Wenn die Lampe leuchtete, dann wartete vor dem Käfigloch ein Apfelstück auf den Affen. War die Lampe aus, gab es hingegen nichts.

Es dauerte nicht lange, bis die Affen verstanden hatten, dass es immer dann einen Leckerbissen gab, wenn die Lampe leuchtete. So griffen sie nach einiger Zeit schon allein dann durch das Außenloch, wenn nur die Lampe anging. Sie hatten ganz offensichtlich gelernt, dass dies ein Zeichen für den Leckerbissen war – ein weiteres Beispiel für Konditionierung, deren Endeckung wir Herrn Pawlow und seinen Hunden zu verdanken haben. Zunächst also nichts aufregend Neues.

In diesem Experiment bestimmten die Forscher jedoch über Sonden die Dopaminkonzentration im Gehirn der Affen. Und siehe da: In freudiger Erwartung auf den Leckerbissen schüttete das Affenhirn immer dann verstärkt Dopamin aus, wenn die Lampe im Käfig leuchtete. Das Interessante daran war, dass der Dopaminspiegel *vor* der eigentlichen Belohnung – also dem Apfelstück – am höchsten war. Hatte der Affe, was er wollte, dann sank die Konzentration wieder ab. Die Schlussfolgerung: Vorfreude scheint auch aus biochemischer Sicht die schönste Freude zu sein.

Aber es kommt noch besser: Die freudige Erwartung auf einen Dopaminzauber spornt auch zum Lernen an.

Um dies zu belegen, mussten ebenfalls Tiere herhalten, diesmal Mäuse, die im Rahmen eines Experimentes lernen sollten, bei verschiedenen akustischen Signalen bestimmte Tätigkeiten auszuführen. So signalisierte ein bestimmter Ton, dass die Tiere über eine Hürde springen, ein anderer Laut hingegen, dass sie ruhig sitzen bleiben sollten. Machten die Versuchstiere einen Fehler, spürten sie dies durch einen leichten Stromimpuls an den Füßen, der sie zum Lernen anspornen sollte. Und tatsächlich lernten die Mäuse recht schnell. Nach einiger Zeit hüpften sie, wenn das entsprechende akustische Signal erklang, und saßen still, wenn der Ton sie hierzu aufforderte. Nach ein paar Versuchen funktionierte dies auch ohne die kleine Strom-Bestrafung. Erstaunlich war, dass die Ausschüttung von Dopamin *während* des Lernprozesses am höchsten lag. Hatten die Mäuse die Aufgabe mehrmals ohne Probleme gemeistert, fiel der Dopaminspiegel wieder ab. Fällt Ihnen was auf? Genau, ein ganz ähnlicher Effekt wie bei der „tierischen“ Freude auf die Apfelstückchen. Auch hier war die Vorfreude größer als die Belohnung selbst.

Durch dieses Experiment fand man den biochemischen Grund für ein Verhalten, das auch uns Menschen alles andere als fremd ist: Wenn wir uns zum ersten Mal einer Herausforderung stellen, dann ist dies noch spannend und aufregend. So freuen wir uns – dank der Dopaminentladung im Gehirn – wie ein Schneekönig auf den Erfolg. Haben wir eine Aufgabe aber zum x-ten Mal gelöst, dann wird sie uns schnell langweilig. Oder würden Sie das gleiche Kreuzworträtsel zweimal lösen?

Warum macht Kaviar nicht auf Dauer glücklich?

Kürzlich war ich mit meiner Frau im All-inclusive-Urlaub in der Karibik. Das Wetter war traumhaft, die Hotelanlage wunderschön, der Strand wie aus dem Bilderbuch. Am ersten Abend gingen wir ins Hotelrestaurant und waren begeistert. Das Buffet bot eine Vielfalt an Gerichten, wie wir sie selten zuvor gesehen hatten, und das Essen schmeckte mehr als köstlich. Wie gesagt: Es war ein All-inclusive-Urlaub. Wir spazierten also morgens zum Frühstück, mittags zur Snack-Bar und abends in eines der zahlreichen Restaurants. Ab der zweiten Urlaubswoche hatten wir eigentlich den ganzen Tag Hunger, da das Fassungsvermögen unserer Mägen um ein Vielfaches größer war als vor dem Urlaub – das war zumindest unsere Empfindung. Aber noch etwas Interessantes passierte gegen Ende des Urlaubs: Wir konnten das ganze Essen nicht mehr sehen und freuten uns wieder auf ein einfaches Salamibrot zu Hause. Was war mit uns geschehen?

Ganz offensichtlich hatten wir uns an die Überfülle an leckeren Speisen gewöhnt und empfanden das Essen gar nicht mehr als so großartig wie an den ersten Tagen. Und was das betrifft, unterscheiden wir uns offensichtlich nicht allzu sehr von den Affen. Warum? Nun, hierzu müssen wir noch einmal auf das „Affen-Experiment“ zurückkommen, bei dem die Tiere immer dann ein Stück Apfel bekamen, wenn eine Lampe im Käfig aufleuchtete – ihr Gehirn wurde schon dann mit dem Belohnungs- und Glücksbotenstoff Dopamin überflutet, wenn nur das Essenssignal aufleuchtete (siehe auch S. 14). Je öfter man dieses Spielchen jedoch wiederholte, umso weniger schoss der Dopaminspiegel in die Höhe. Die Schlussfolgerung der Forscher: Mit der Zeit hatte die (Apfel-)Belohnung ganz offensichtlich ihren Reiz verloren, was sich durch ein Absinken der Dopaminkonzentration im Gehirn zeigte.

Nun wollten es die Wissenschaftler genau wissen und gingen noch einen Schritt weiter: Statt des Apfelstückes gab es ein paar leckere Rosinen, wenn die Lampe im Käfig aufleuchtete. Und siehe da: Der Dopaminspiegel im Affenhirn stieg beim Aufleuchten des Futtersignals auf einmal wieder deutlich stärker an. Nach einiger Zeit hatten sich die Tiere allerdings auch an die Rosinen gewöhnt. Folglich sank die Dopaminkonzentration wieder und damit ganz offensichtlich die Vorfreude auf die Delikatessen. Danach gab es wieder Apfelscheiben statt Rosinen mit dem Ergebnis, dass der Dopaminspiegel sogar noch weiter sank. Der Grund? Die Affen hatten sich an die weit besser schmeckenden Rosinen gewöhnt, wussten nun, dass es etwas Besseres gab und fanden die Apfelstücke jetzt erst recht uninteressant.

Dieses Spielchen hätte man wahrscheinlich noch ewig wiederholen können. Es wäre immer das Gleiche passiert: Wenn sich die Affen erst einmal an eine bestimmte Leckerei gewöhnt hätten, wäre sie ihnen wieder langweilig geworden und nur ein noch besseres kulinarisches Angebot hätte die Tiere durch eine verstärkte Freisetzung von Dopamin im Gehirn so richtig glücklich machen können.

Diesen Effekt können wir auch bei uns Menschen beobachten: Wer jeden Tag Beluga-Kaviar zum Frühstück serviert bekommt, der weiß diese Köstlichkeit irgendwann nicht mehr zu schätzen. Das teure kulinarische Ereignis ist nach einiger Zeit einfach nichts Besonderes mehr, und so bleibt auch das Dopaminfeuer der freudigen Erwartung auf den Gaumengenuss aus.

Meine Frau und ich hatten im Urlaub zwar keine Lampen, die uns signalisierten, dass es Essen gab. Aber wir hatten eine Uhr und die ließ uns auch immer um Punkt sieben zum Abendessen marschieren, wobei unsere Vorfreude auf das Essen (und ich wette, auch die Dopaminkonzentration in unserem Gehirn) – wie bei den Versuchsaffen – von Tag zu Tag geringer wurde.

Warum können wir nach Glücksbefriedigung süchtig werden?

Wir alle kennen das Hochgefühl des Glücks und der Zufriedenheit, das wir erleben dürfen, wenn wir eine Aufgabe erfolgreich gemeistert oder eine angenehme körperliche Erfahrung gemacht haben. Und dieses wohltuende Gefühl haben wir vor allem einer verstärkten Freisetzung des kleinen Gehirnbotenstoffes Dopamin in unserem Gehirn zu verdanken (siehe S. 13). Doch Vorsicht! Mann kann unter Umständen von dieser molekularen Dopaminfreude abhängig werden.

Der Sucht nach Glücksbefriedigung kam man erstmals durch Untersuchungen an Tieren auf die Schliche. Eigentlich wollten James Olds und Peter Milner 1954 in ihrem Forschungslabor Lernprozesse bei Ratten untersuchen, wobei die Forscher vor allem interessierte, welche Auswirkungen die elektrische Reizung bestimmter Gehirnareale auf die Gedächtnisleistung hat. Bei ihren Untersuchungen gingen sie nicht gerade zimperlich mit den armen Ratten um. Sie steckten den Versuchstieren kleine Minielektroden ins Gehirn, sodass bestimmte Gehirnareale durch einen schwachen elektrischen Reiz stimuliert werden konnten. In einem Versuchsaufbau verbanden die Forscher die Minielektrode im Gehirn der Ratte über ein Kabel mit einem Hebel im Tierkäfig. Immer wenn die Ratte diesen Hebel drückte, wurde eine bestimmte Region in ihrem Hirn durch winzige Stromstöße gereizt. Neben diesem Hebel befand sich ein weiterer, bei dessen Betätigung Futter in den Käfig fiel.

Logischerweise ging man davon aus, dass die Ratten die Pfoten von dem Hebel lassen würden, der ihnen einen kleinen elektrischen Schlag verpasst, und stattdessen den Futterhebel betätigen würden. Doch Erstaunliches war zu beobachten: Die Ratten drückten wie wild permanent auf den Hebel, der ihr Gehirn reizte, und das mehrere tausend Mal innerhalb einer einzigen Stunde. Die Versuchstiere waren von der Wirkung dieser Selbstreizung dermaßen begeistert, dass sie sogar das Fressen vergaßen und fast verhungerten. (Selbstverständlich ließ man die Tiere nicht verhungern – die Elektrode wurde nach dem Versuch entfernt, und die Ratten begannen daraufhin auch wieder zu fressen.)

Das Gehirnareal, dessen Reizung die Ratten in solche Verzückungen versetzte, war das Lust- und Belohnungszentrum, durch dessen Aktivierung permanent Dopamin im Rattenhirn freigesetzt wurde. Und das ist exakt die Gehirnregion, in der auch beim Menschen Dopamin für die freudigen Momente des Glücks sorgt. Also würden wir wahrscheinlich auch pausenlos den Stromhebel betätigen, der diese Gehirnregion aktiviert, um in den Genuss einer Extraportion Dopamin zu kommen. (Allerdings werden sich wohl kaum Freiwillige finden, die an einem Experiment teilnehmen, mit dem dies überprüft wird.)

Wir Menschen haben allerdings andere Methoden gefunden, den Dopaminrausch künstlich auszulösen: Viele Drogen wie Nikotin, Alkohol und vor allem Kokain führen zu einer verstärkten Freisetzung von Dopamin und missbrauchen so das Lust- und Belohnungssystem im Gehirn. Ein Mensch, der diese Drogen nimmt, unterscheidet sich also in keiner Weise von den Versuchsratten, die sich durch elektrische Stromstöße im Gehirn selbst reizten. Der einzige Unterschied: Das Gehirn gewöhnt sich mit der Zeit an diese molekulare Form der künstlichen Glücksbefriedigung und stumpft gegen den entsprechenden „Auslöser" ab. So kann die Sucht nach dem Dopamin-Kick unter der Schädeldecke nach einiger Zeit des Drogenkonsums nur noch befriedigt werden, wenn das Suchtmittel immer häufiger und in höheren Konzentrationen eingenommen wird. Und irgendwann geht dann ohne den künstlich herbeigeführten Dopaminrausch gar nichts mehr – die Betroffenen sind von der Droge abhängig geworden. Allerdings können wir nicht nur von Rauschmitteln, die den Dopaminspiegel künstlich erhöhen, süchtig werden. Auch beispielsweise Arbeits- und Sexsüchtige sind von der molekularen Glücksbefriedigung, die ihnen durch diese „Tätigkeiten" verschafft wird, abhängig geworden. Der Gehirnbotenstoff Dopamin ist also durchaus mit Vorsicht zu genießen: Er ist molekulare Verlockung, Lust, Vergnügen und Gefahr zugleich.

Warum ist Lachen eine natürliche Glücksdroge?

Das Lachen gesund ist, wissen wir alle. So werden beim Lachen mehr als 50 Muskeln in Bewegung gesetzt. Die Vibrationen, die dabei entstehen, massieren die inneren Organe vom Kehlkopf bis zum Zwerchfell, reichern das Blut mit Sauerstoff an, fördern so die Durchblutung und aktivieren unsere Atmung. Aber macht Lachen auch glücklich? Die Antwort auf diese Frage konnte eine wissenschaftliche Untersuchung geben. Sie lautet eindeutig: „Ja". Und es kommt noch besser: Lachen kann sogar regelrecht „high" machen.

Im Rahmen einer wissenschaftlichen Lachstudie legten Forscher freiwillige Versuchspersonen unter eine Art Gehirnscanner, mit dessen Hilfe die Aktivitäten des Gehirns bei bestimmten Emotionen untersucht werden konnten.

Insgesamt 16 männliche und weibliche Probanden im Alter zwischen 20 und 26 Jahren nahmen an diesem Experiment teil. Hierbei bekam jeder Versuchsteilnehmer insgesamt 42 lustige und 42 neutrale Cartoons in zufälliger Reihenfolge präsentiert. Was ein lustiges Bild war und was nicht, wurde durch ein unabhängiges Gremium entschieden, das zuvor eine Vorauswahl aus 130 Karikaturen getroffen hatte. Die neutralen Cartoons unterschieden sich von den lustigen dadurch, dass der witzige Teil des Bildes einfach entfernt wurde. Die Testpersonen betrachteten nun nacheinander alle Cartoons und wurden gebeten, immer dann auf einen Signalknopf zu drücken, wenn sie einen der gezeigten Bilderwitze lustig fanden. So weit, so gut.

Nun zum schwierigen Teil des Experiments: Die Versuchsteilnehmer durften ihren Kopf während des gesamten Versuchs, der insgesamt immerhin etwas mehr als 15 Minuten dauerte, nicht bewegen; auch nicht, wenn sie lachen mussten.

Während der Cartoon-Betrachtung wurden die Gehirnaktivitäten der Testpersonen gemessen, und siehe da: Bei den lustigen Bildern konnte eine deutlich erhöhte Aktivität in denjenigen Gehirnregionen festgestellt werden, die an der Entstehung von Glücksmomenten beteiligt sind, indem dort verstärkt Dopamin ausgeschüttet wird (siehe S. 13). Hierbei bestand ein enger Zusammenhang zwischen der Bewertung der Bilderwitze und der Gehirnaktivität: Je lustiger die Versuchspersonen einen Cartoon einstuften, desto höher war die Dopaminfreude im Gehirn der Versuchsteilnehmer.

Lachen regt somit die gleichen Gehirnregionen an wie Kokain oder Sex und kann als ganz natürliche Droge regelrecht high machen. Denken Sie einfach mal daran, wenn Sie das nächste Mal aus vollem Herzen lachen.

Warum lassen Sportwagen Männerherzen höher schlagen?

Schnittige Sportwagen und das männliche Geschlecht. Jeder weiß, dass bei vielen Männern die Augen zu leuchten beginnen, wenn ein roter Ferrari an ihnen vorbeirauscht. Und was genau in den Köpfen von Männern passiert, wenn sie ihr Traumauto erblicken, hat nun die Wissenschaft entdeckt.

Forscher des Universitätsklinikums Ulm untersuchten den Effekt verschiedener Autotypen auf die Gehirnaktivitäten junger Männer. Hierzu wurden zwölf autobegeisterten Männern in zufälliger Reihenfolge insgesamt 66 Schwarzweiß-Fotos von jeweils 22 Sportwagen, 22 Limousinen und 22 Kleinwagen vorgelegt. Alle Autobilder waren aus der gleichen Perspektive aufgenommen und die Automarkensymbole auf den Fotos wegretuschiert.

Die Versuchsteilnehmer wurden nun gebeten, für jedes Auto anzugeben, wie ihnen das jeweilige Gefährt gefällt. Gleichzeitig zeichneten die Forscher die Gehirnaktivitäten der Männer bei der Betrachtung der Autobilder mit einem Gehirnscanner auf. So konnten die Forscher messen, was sich im Kopf der Männer beim Anblick der Fahrzeuge abspielte, genauer gesagt: welche Gehirnregionen in welchem Ausmaß aktiv waren.

Es ist nicht weiter verwunderlich, dass die schnittigen Sportwagen mit Abstand die besten Bewertungen erhielten, gefolgt von den Limousinen und deutlich vor den Kleinwagen. Das eigentlich Interessante zeigte sich jedoch im Computerscan der Männerhirne. Betrachteten die Teilnehmer Fotos der schnittigen Rennschlitten, war insbesondere das Lust- und Belohnungszentrum im Gehirn aktiviert und setzte verstärkt Dopamin frei (siehe S. 13). Je interessanter die Männer einen Wagen fanden, umso aktiver war diese Region und somit das Dopaminfeuerwerk unter der Schädeldecke. Der Anblick von Limousinen und Kleinwagen ließ diese Gehirnregion hingegen relativ kalt.

Der Gehirnbotenstoff Dopamin wird immer dann in unserem Gehirn verstärkt freigesetzt, wenn es um Verlangen und Genuss geht, so auch beim Essen und Sex. Das Gütesiegel „Verlangen und Genuss“ scheint – zumindest bei Männern – auch auf Sportwagen zuzutreffen.

Der Anblick eines Porsche Carrera kann somit bei Männern ähnliche Lust- und Glücksgefühle auslösen wie der einer nackten Schönheit. Vielleicht ist das ja auch der Grund, warum manchen Männern nachgesagt wird, dass sie nur deshalb einen Sportwagen fahren, da es ihnen an Gelegenheiten für die deutlich angenehmere Art des natürlichen „Dopamin-Dopings“ fehlt: Sex.

Warum kann eine „tierische“ Begegnung glücklich machen?

Meine Frau ist ein absoluter Tiernarr. Wann immer sie ein Tier erblickt, vergisst sie alles um sich herum und hat nur noch Augen für das vierbeinige Lebewesen. Am schlimmsten ist es bei Katzen. Ich könnte eine Bank überfallen, meine Frau würde von dem ganzen Trubel nichts mitbekommen, wenn gerade eine Katze ihren Weg kreuzt! Und immer habe ich mich gefragt, warum das Streicheln eines Tieres meine Frau zu einem kleinen Kind mutieren lässt, das plötzlich ganz komisch zu sprechen beginnt, warum sie übers ganze Gesicht wie ein Honigkuchenpferd strahlt und einfach nicht genug von diesen Vierbeinern bekommen kann.

Dank einer wissenschaftlichen Untersuchung aus Südafrika habe ich nun endlich eine Erklärung für dieses Phänomen: Das Streicheln von Tieren macht Mensch und Tier gleichermaßen glücklich.

Für dieses Experiment luden Wissenschaftler aus dem tierreichen Afrika bekennende Hundeliebhaber im Alter zwischen 19 und 55 Jahren in ihr Versuchslabor ein. Die Tierliebhaber wurden in zwei Gruppen eingeteilt: Eine Gruppe verbrachte unter wissenschaftlicher Beobachtung einige Zeit mit ihren eigenen Vierbeinern, die andere Gruppe mit einem fremden Hund. Während dieser wissenschaftlichen Tierbegegnung sprachen die Hundefans leise mit dem Hund und streichelten ihn sanft. Im Verlauf dieser „tierischen" Kuschelzeit wurde bei Mensch und Tier kontinuierlich der Blutdruck gemessen und Blutproben für eine Bestimmung der Hormonkonzentrationen entnommen.

Sowohl bei den Hundeliebhabern als auch bei den Tieren sank der Blutdruck während der gemeinsamen Zeit, was ein Zeichen dafür ist, dass sich Mensch und Hund gleichermaßen wohl fühlten. Was die Wissenschaftler jedoch überraschte, war ein deutlicher Anstieg des Hormons Phenylethylamin, dessen Konzentration sowohl bei den Hundeliebhabern als auch bei den Hunden um immerhin 20 % zunahm.

Phenylethylamin ist ein „Glückshormon", das verstärkt in die Blutbahn abgegeben wird, wenn wir etwas Schönes erleben oder erblicken. So kann beispielsweise schon ein herzzerreißender Liebesfilm zu einer verstärkten Ausschüttung von Phenylethylamin führen und das wohlige Gefühl der Zufriedenheit auslösen, das wir empfinden, wenn die Protagonisten endlich zueinander finden und der Film mit dem finalen Kuss der Liebenden endet (siehe auch S. 97).

Erstaunlich ist die Tatsache, dass dieses kleine Glückshormon nicht nur bei zwischenmenschlichen Beziehungen, ob real oder virtuell, ausgeschüttet wird, sondern auch bei einer positiven Beziehung zwischen Mensch und Tier. Streicheln, Kraulen und Liebkosen eines Tieres löst – dank einer erhöhten Freisetzung von Phenylethylamin – bei Mensch und Tier gleichermaßen ein angenehmes und wohltuendes Gefühl aus. Dies ist sicherlich auch ein Grund, dass Tierbegegnungen bei kranken Kindern therapeutisch eingesetzt werden.

Wenn Sie also das nächste Mal ein Tier streicheln, dann wissen Sie jetzt, dass Sie nicht nur das Tier, sondern auch sich selbst etwas glücklicher machen. Und ich verstehe jetzt endlich meine Frau und ihre verrückte Tierliebe.

Warum kann uns schon ein kleines Missgeschick die Laune verderben?

Noch ist die Welt in Ordnung: Es ist ein schöner Sommertag, man freut sich auf den gemeinsamen Ausflug ins Grüne, alles für das Picknick ist im Auto verstaut und los geht's. Die Laune ist großartig, man lacht miteinander und kann das ausgiebige Sonnenbad am See kaum erwarten.

Doch nur wenige Minuten später steht man plötzlich im Stau. Nichts geht mehr, und die Stimmung im Auto sinkt schlagartig auf den Nullpunkt. Und als wäre das nicht schon genug – später verpasst man dann auch noch die richtige Ausfahrt zum Weiher. Jetzt beginnt man geradezu innerlich zu kochen und ein Streit bricht aus: „Ich habe dir doch gesagt, dass wir früher hätten losfahren müssen! Immer passiert uns das. Ich habe mich so auf den Ausflug gefreut, aber du musstest ja heute Morgen noch unbedingt zum Baumarkt!"

Am liebsten würde man jetzt auf der Stelle umkehren und wieder nach Hause fahren. Der Tag ist sowieso gelaufen. Nach einigen Umwegen erreicht man dann schließlich doch noch das ersehnte Ziel, packt seine Decke aus und legt sich in die Sonne – die Welt ist wieder in Ordnung und der Ärger wie weggeblasen.

An diesem nervigen Auf und Ab der Stimmung war ein kleines Molekül maßgeblich beteiligt, das situationsbezogen Einfluss auf unsere Laune nimmt: Serotonin. Das Serotonin ist als Gehirnbotenstoff an der Nachrichten- und Informationsweiterleitung im Gehirn beteiligt und beeinflusst so auch unsere Stimmung.

Gerade mal 10 mg dieser Substanz kreisen in unserem Körper, und nur ein einziges Prozent davon schwirrt als Botenstoff in unserem Gehirn herum. Die restliche Serotoninmenge befindet sich vor allem in Magen und Darm und hilft tatkräftig bei der Verdauung mit (siehe S. 29).

Die molekulare „Gute-Laune-Formel" ist ganz einfach: Steigt der Serotoninspiegel im Gehirn, dann steigt auch unsere Stimmung.

Wenn es uns gut geht, aktiviert das Serotonin die Stimmungszentren unter unserer Schädeldecke, wodurch sich ein entspanntes Gefühl der Zufriedenheit in uns breit macht. Andererseits reagiert das Serotonin-Stimmungsbarometer sehr empfindlich auf Stress und Sorgen. So können sich ein Streit mit dem Partner, Ärger auf der Arbeit, aber auch schon Kleinigkeiten wie eben ein Stau oder eine verpasste Ausfahrt negativ auf das Serotoningleichgewicht im Gehirn auswirken. Die Folge: Eine zuvor rosarot gefärbte Stimmungslage wird aus dem Gleichgewicht gebracht, wir sind schlecht drauf und fühlen uns mies. Doch das ist kein Grund zur Beunruhigung, denn die gute Nachricht ist, dass die Serotoninkonzentration in unserem Gehirn normalerweise auch schnell wieder steigt, sobald wir etwas Schönes oder Angenehmes erleben.

Doch nicht immer sind die Folgen der Konzentrationsveränderungen von Serotonin in unserem Gehirn so harmlos wie die normalen Stimmungsschwankungen, die wir alle hin und wieder erleben. So gilt ein drastisch erniedrigter Serotoninspiegel als Ursache für schwerwiegende neurologische Erkrankungen wie Depressionen und Zwangsstörungen. Bei diesen Erkrankungen kann die Serotoninkonzentration um bis zu 50 % im Vergleich zum Normalniveau erniedrigt sein. Menschen, die unter einer Zwangsneurose leiden, fühlen sich beispielsweise gezwungen, bestimmte Handlungen immer wieder auf die gleiche Weise zu wiederholen. Die Angst vor Verschmutzungen oder Mikroben etwa kann dazu führen, dass sich die Betroffenen ständig waschen müssen, oder ein immer wiederkehrender Zweifel, ob die Haustür tatsächlich abgeschlossen ist, dass sie dies zwanghaft bis zu 30-mal überprüfen.

Solche Zwangsstörungen können heute ebenso wie Depressionen erfolgreich mit Medikamenten behandelt werden, die den Serotoninspiegel im Gehirn wieder künstlich anheben. Der bekannteste Vertreter dieser Arzneimittelgruppe ist sicherlich das Medikament Prozac, das sich in den USA auch großer Beliebtheit als frei verkäuflicher „Glücklichmacher für jede Gelegenheit“ erfreut. Allerdings können durch die Einnahme dieser Glückspille schwere Nebenwirkungen wie eine Verringerung der sexuellen Lust bis hin zur Impotenz auftreten, die dem künstlichen Glücksgefühl ein unangenehmes Erwachen folgen lassen.

Auch Rauschmittel wie Ecstasy und LSD lösen einen starken Anstieg der Serotoninkonzentration im Gehirn aus, der für das berauschende Glücksgefühl nach Einnahme dieser Drogen verantwortlich ist.

Wenn der Serotoninhaushalt nicht wie bei einer Depression, Zwangsneurose oder durch Drogenmissbrauch völlig aus dem Ruder läuft, dann haben wir es einer ausgewogenen Serotoninbalance in unserem Gehirn zu verdanken, dass wir uns wohl fühlen, selbstbewusst und ausgeglichen sind.

Sinkt die Serotoninkonzentration aufgrund eines Ärgernisses einmal kurzfristig etwas, so sollte man sich vor Augen führen, dass der Wechsel von gedrückter Stimmung und Zufriedenheit einfach zu unserem Leben gehört und dieses ja auch gerade ausmacht. Wie könnten wir die Momente des Glücks und der Zufriedenheit genießen, wenn wir die trübere Kehrseite gar nicht kennen würden?

Serotonin ist also ein chemischer Botenstoff, der im Gehirn die positive Nachricht verbreitet: „Du bist zufrieden, ruhig und entspannt!“ Oder anders ausgedrückt: Serotonin ist das molekulare Meditations-Mantra im Gehirn, das chemische „Om“, für Geist und Körper. Denken Sie einfach daran, wenn Ihnen demnächst ein kleines Missgeschick gerade die Laune verderben will.

Warum kann Essen unsere Stimmung heben?

Essen ist weitaus mehr als nur die bloße Aufnahme von Nährstoffen und Energie. So kann der Genuss mancher Speise ähnliche Gefühle in unserem Gehirn auslösen wie ein Lotteriegewinn oder ein frisch entbranntes Liebesglück. Und auch hierbei spielt der Botenstoff Serotonin eine große Rolle (siehe S. 22).

Serotonin ist in Reinform in Früchten wie Bananen, Ananas und Erdbeeren, aber auch in Sesam, Milchreis und Schokolade enthalten. Man könnte also meinen, dass beispielsweise der Verzehr von Bananen glücklich macht. Doch der Genuss der gelben Frucht nützt in Sachen „Serotoninzufuhr" herzlich wenig. Das über die Nahrung aufgenommene Serotonin gelangt nämlich nicht in unser Gehirn, um dort seine Wirkung zu entfalten, da es durch einen sehr raffinierten Sicherheitsmechanismus an einem Übertritt in unsere oberste Gefühlszentrale gehindert wird. Diese so genannte Blut-Hirn-Schranke sorgt dafür, dass nicht alle Substanzen, die wir aufnehmen, über den Blutkreislauf unkontrolliert in unsere sehr sensible Denk- und Gefühlsfabrik gelangen können. Nicht auszudenken, welchen Schaden ein völlig ungeschütztes Gehirn nehmen könnte! So wird neben Umweltgiften auch vielen Krankheitserregern der Eintritt ins Gehirn schlicht und ergreifend verweigert. Elementare „Gehirnnahrung" wie Traubenzucker kann diese Schutzschicht jedoch problemlos überwinden, denn nur dadurch ist eine kontinuierliche und ausreichende Versorgung unseres Denkorgans mit der notwendigen Energie möglich.

Da Serotonin nicht über den Blutkreislauf ins Gehirn gelangen kann, muss man einen kleinen Umweg gehen, um den Serotoninspiegel über die Nahrung anzuheben. Und das geht ganz einfach: Eine chemische Vorstufe von Serotonin ist die unentbehrliche Aminosäure Tryptophan, die unser Körper nicht selbst herstellen kann und daher regelmäßig mit der Nahrung aufnehmen muss. Das ist nicht sonderlich schwer, da Tryptophan in vielen Produkten wie Fisch, Eiern, Käse, Quark, Hülsenfrüchten, Nüssen und Milch enthalten ist.

Das Tryptophan hat einen entscheidenden Vorteil gegenüber Serotonin: Es kann die Blut-Hirn-Schranke ungehindert passieren und so mühelos ins Gehirn gelangen. Dort angekommen, wird es durch wenige chemische Schritte umgehend zum „Gute-Laune-Molekül" Serotonin umgebaut und leistet seinen Beitrag zur Verbesserung unserer Stimmung. Die einfache „Iss-dich-glücklich"-Formel lautet also: Mehr Tryptophan = mehr Serotonin = bessere Laune.

Allerdings muss das über die Nahrung zugeführte Tryptophan mit zahlreichen anderen Aminosäuren um den Eintritt ins Gehirn kämpfen, die sich vor der Blut-Hirn-Schranke tummeln und auf Einlass in unser Gehirn warten. Die Ankunft des Tryptophans im Gehirn kann somit eine ganze Weile dauern, und der „Gute-Laune-Effekt“ lässt entsprechend auf sich warten. Es gibt jedoch einen ernährungstechnischen Trick, um die Aufnahme von Tryptophan ins Gehirn zu beschleunigen. Genauer gesagt handelt es sich hierbei um ein einfaches, aber sehr effizientes Ablenkungsmanöver.

Kombiniert man nämlich tryptophanhaltige Kost mit kohlenhydratreichen Nahrungsmitteln, kann das Tryptophan schneller ins Gehirn gelangen und so für Glücksmomente unmittelbar nach dem Essen sorgen. Wie das geht? Ganz einfach: Der Körper wandelt die aufgenommenen Kohlenhydrate umgehend in Zucker um. Die nun erhöhte Zuckerkonzentration führt dazu, dass die Bauchspeicheldrüse verstärkt Insulin ausschüttet. Insulin wiederum transportiert viele Aminosäuren aus dem Blutstrom *hinaus* in das umliegende Gewebe und lenkt diese von einer Weiterfahrt im Blutstrom und somit einer Ankunft an der Gehirnpforte ab. Einzige Ausnahme: Das Tryptophan bleibt von diesem Insulineffekt völlig unbeeindruckt, kann weiter in der Blutbahn kreisen und nahezu konkurrenzlos ins Gehirn gelangen. Hier wird es durch bestimmte Enzyme schließlich in Serotonin umgewandelt. Der positive Effekt: Die stimmungsaufhellende Wirkung von Serotonin stellt sich nach dem Essen deutlich schneller ein.

Wenn Ihre Laune also mal im Keller ist, dann essen Sie einfach eine Portion Pellkartoffeln mit einer zusätzlichen Tryptophanportion Quark, ganz nach der kulinarischen Glücksformel „Kohlenhydrate und Eiweiße = Glück und Zufriedenheit“. Noch rascher verläuft die Serotoninproduktion übrigens, wenn man direkt zuckerhaltige Lebensmittel verzehrt und sich so den Umweg der Zuckerbildung über kohlenhydratreiche Nahrung spart. Aus diesem Grund erfreuen sich Süßigkeiten wie Schokolade, Kuchen oder Eis besonders großer Beliebtheit als probate Mittel gegen schlechte Laune. Ein Vollkornknäckebrot mit Käse tut es allerdings auch und die Gewichtsanzeige der Waage schlägt nicht so heftig aus wie nach drei Stücken Erdbeer-Schokoladentorte.

Warum macht Sonnenlicht zufrieden?

Sonne macht glücklich und zufrieden, wer will das bestreiten. Warum sonst freuen wir uns so über die ersten Sonnenstrahlen im Frühling oder den Strandurlaub im sonnigen Süden! Stellt sich die Frage, warum das so ist.

Eigentlich ist es ganz simpel: Die Produktion des körpereigenen „Gute-Laune-Moleküls“ Serotonin im Gehirn wird auch durch Licht angekurbelt. Es liegt also auf der Hand, dass im Sommer, wenn es länger hell ist, deutlich mehr Serotonin produziert wird als während der dunklen Wintertage. Dies spüren wir auch, wenn nach den trüben Wintermonaten ein Großteil der körpereigenen Reserven von Serotonin aufgebraucht ist, wir nicht mehr so munter und aktiv sind und geradezu nach den ersten Sonnenstrahlen und somit einer verstärkten Freisetzung von Serotonin in unserem Gehirn gieren. Den positiven Effekt des Sonnenlichts erleben wir dann, wenn unsere Stimmung bei einem Spaziergang an den ersten sonnigen Frühlingstagen deutlich steigt.

Um die Produktion von Serotonin anzuregen, reichen bereits Lichtstärken von 2500 Lux aus, wobei ein Lux der Lichtintensität einer Kerze entspricht. An einem schönen Sonnentag werden rund 10 000 Lux erreicht, was der Serotoninproduktion deutlich auf die Sprünge hilft. In einem Büro mit normaler Beleuchtung herrscht hingegen nur eine durchschnittliche Lichtstärke von gerade mal 1000 Lux. Dies trägt nicht gerade zu einer lichtgesteuerten Verbesserung unserer Stimmung bei, ist aber immerhin eine gute Ausrede, wenn die Arbeit keinen Spaß macht.

Menschen, die zu einer Winterdepression neigen, spüren den winterlichen Serotoninmangel besonders stark. Diese Form der jahreszeitabhängigen Depression tritt besonders häufig bei Menschen in den nördlichen, lichtärmeren Ländern auf. Hier leiden etwa 10–25 % der Menschen an einem winterlichen Stimmungstief.

Die von diesem „Winter-Blues“ Betroffenen klagen über permanente Müdigkeit und haben regelrechte Heißhungerattacken auf Süßigkeiten. Ihr Gehirn giert nach einer Extraportion Serotonin, die durch eine erhöhte Zuckerzufuhr zumindest kurzfristig befriedigt werden kann (siehe S. 24).

Und wer weiß, vielleicht ist auch der hohe Absatz von Schokoladen-Nikoläusen während der Weihnachtszeit durch den besonders hohen Bedarf an Serotonin an diesen dunklen Wintertagen zu erklären: Wenn schon nicht die Sonne die Serotoninproduktion ankurbelt, dann muss man eben mit einer Extraportion Süßem nachhelfen.

Zur Behandlung einer Winterdepression hat sich übrigens die künstliche Bestrahlung mit Licht als sehr erfolgreich erwiesen. Hierbei werden die Patienten über ein bis zwei Wochen jeweils eine halbe Stunde pro Tag mit einer Speziallampe bestrahlt, die helles künstliches Licht von mindestens 2500 Lux erzeugt. Diese Lichtintensität reicht aus, um die Ausschüttung von Serotonin zu fördern und somit die Stimmung deutlich zu verbessern. Die künstliche „Lichtdusche“ ist allerdings nur bei leichten bis mittelschweren Winterdepressionen ausreichend.

Licht kurbelt die Serotoninproduktion an und macht uns so glücklich(er). Kein Wunder also, dass Südländer in der Regel weniger von Depressionen und Niedergeschlagenheit geplagt, aber auch etwas temperamentvoller als Menschen sind, die in den lichtärmeren, nordischen Ländern leben.

In unseren Breitengraden kann ein Gang zur Sonnenbank ebenfalls dazu beitragen, dem Serotonin wieder auf die Sprünge zu helfen. Der positive Nebeneffekt:

Wir fühlen uns nicht nur besser, sondern bekommen nebenbei auch noch etwas Farbe.

Warum sorgt ein Schlummertrunk für gute Laune am nächsten Morgen?

„Aufstehen! Der Wecker hat schon dreimal geklingelt!" Gehören Sie auch zu den Menschen, die morgens schlecht aus dem Bett kommen? Und ist Ihre Laune auch auf dem Nullpunkt, wenn Sie nur daran denken, gleich aufstehen zu müssen? Möglicherweise leiden Sie ganz einfach an einem vorübergehenden Serotonintief in den frühen Morgenstunden.

Serotonin beeinflusst maßgeblich unsere Stimmung. Hierbei gilt: Je niedriger seine Konzentration im Gehirn, desto schlechter ist unsere Laune (siehe S. 22). Abends, wenn es langsam dunkel wird, drosselt das Gehirn die Produktion von Serotonin und wandelt überschüssiges Serotonin in wenigen chemischen Schritten in das Schlafhormon Melatonin um. Die Folge: Durch die ansteigende Melatoninkonzentration werden wir müde und schlafen schließlich ein.

Geregelt wird die Serotonin- und Melatoninbildung durch eine Art Lichtschalter in unserem Gehirn, die Zirbeldrüse. Ist es hell, also Tag, dann ist der Serotoninschalter an und der Melatoninschalter aus. Wenn es dunkel wird, verhält es sich genau umgekehrt.

Da das Serotonin über Nacht abgebaut wird, ist seine Konzentration am frühen Morgen besonders niedrig. Folglich braucht so mancher Mensch nach der dunklen, serotoninarmen Nacht eine gewisse Zeit, bis die Serotoninproduktion durch das erste Tageslicht angekurbelt wird und das morgendliche, missmutige Grummeln wieder als Sprache zu erkennen ist.

Schlappen und schlecht gelaunten Morgenmuffeln kann man allerdings ernährungstechnisch ganz einfach auf die Beine helfen: Niederländische Forscher haben herausgefunden, dass ein tryptophanhaltiger Schlummertrunk wie ein Glas Milch oder eine Rindfleischbrühe nicht nur beim Einschlafen hilft, sondern am nächsten Morgen auch munterer und fitter macht.

Für ihre Untersuchung wählten die Wissenschaftler Menschen aus, die unter Schlafstörungen und morgendlicher Benommenheit litten. Eine Hälfte der Probanden bekam an zwei Versuchstagen jeweils abends einen Drink, der die Tryptophanproduktion ankurbelte, die andere Hälfte ein normales Getränk. Die Versuchsteilnehmer verbrachten die ganze Nacht im Schlaflabor und mussten am nächsten Morgen einen standardisierten Reaktionstest durchführen. Studienteilnehmer, die in den Genuss des Tryptophan-Schlaftrunks gekommen waren, fühlten sich morgens deutlich besser in Form und schnitten auch bei den Reaktionstests besser ab als diejenigen, die ohne den Tryptophan-Nachttrunk zu Bett gegangen waren.

Aber es geht auch ohne den Zaubertrank der Wissenschaftler: Wenn wir abends tryptophanhaltige Nahrungsmittel zu uns nehmen, beispielsweise ein Glas Milch oder ein Stück Käse, dann gelangt ebenfalls besonders viel Tryptophan in unser Gehirn (siehe auch S. 24). Diese Extraportion Tryptophan wird nachts über das Zwischenprodukt Serotonin im Gehirn zum „Sandmännchenhormon" Melatonin umgewandelt – wir schlafen schneller ein und die Nacht besser durch. In den frühen Morgenstunden verläuft der Prozess dann umgekehrt: Die erhöhte Melatoninmenge wird wieder zum „Gute-Laune-Molekül" Serotonin umgebaut, wodurch wir uns ausgeruht fühlen und bester Stimmung sind, wenn der Wecker klingelt.

Omas Hausmittel „Heiße Milch mit Honig" ist somit nicht nur ein ideales Schlafmittel, sondern auch ein Munter- und Launemacher am Morgen. Die Extraportion Tryptophan in Form von Milch kombiniert mit dem besonders kohlenhydratreichen „Gehirneintrittsbeschleuniger" Honig, die wir dank dieses Heißgetränkes zu uns nehmen, macht uns abends schneller müde und lässt uns am nächsten Morgen deutlich frischer aus den Federn kommen.

Noch ein kleiner Tipp für alle Morgenmuffel: Ein tryptophanhaltiges Früchtemüsli zum Frühstück kann ebenfalls wahre (munter machende) Wunder bewirken. Und ganz nebenbei fördert ein Frühstück auch unsere Reaktions- und Aufnahmefähigkeit: Wissenschaftliche Untersuchungen zeigten, dass Menschen, die den Tag mit einem Frühstück beginnen, hinsichtlich Kopffrische den Menschen, die mit einem leeren Magen in den Tag starten, eindeutig überlegen sind.

Warum haben wir Hunger, wenn wir uns geärgert haben?

Wer kennt das nicht: Der Tag war mehr als stressig, der Chef hat nur rumgenervt, die Straßenbahn ist einem vor der Nase weggefahren und dann fängt es auch noch zu regnen an. Natürlich liegt der Regenschirm im Büro! Völlig durchnässt und übellaunig geht es zu Hause erstmal zum Kühlschrank, dessen Inhalt wir nach kulinarischen Köstlichkeiten inspizieren. Mit vollem Magen geht es uns dann auch gleich viel besser und der Ärger ist so gut wie vergessen. Doch welche Kraft lässt uns zum Kühlschrank laufen, wenn wir uns geärgert haben?

Unsere Stimmung wird maßgeblich durch die Serotoninkonzentration in unserem Gehirn bestimmt, wobei sich der Effekt auf einen einfachen Nenner bringen lässt: Steigt der Pegel, dann steigt auch unsere Stimmung (siehe S. 22).

Doch Serotonin kann noch viel mehr. So hilft dieser Botenstoff bei der Steuerung unseres Hungergefühls mit und beeinflusst somit unser Essverhalten. Wissenschaftliche Untersuchungen haben gezeigt, dass hohe Konzentrationen von Serotonin im Gehirn nicht nur die Laune heben, sondern auch unseren Appetit dämpfen. Kein Wunder also, dass wir weniger Hunger verspüren, wenn wir glücklich und zufrieden sind und unser Gehirn nicht nach Serotonin schmachtet.

Ganz anders sieht es jedoch aus, wenn wir übel gelaunt und in schlechter Stimmung sind. Denn nun lässt der erniedrigte Serotoninpegel unseren Magen knurren, was wir nicht selten abstellen, indem wir uns über den Inhalt unseres Kühlschranks hermachen. Die Folge: Das Hungergefühl verschwindet ebenso wie unsere schlechte Laune. Und wer sein „Frustessen" geschickt auswählt, der kann für eine deutliche Verbesserung der Stimmung sorgen. Was man hierfür essen soll, können Sie bei der Frage „Warum kann Essen unsere Stimmung heben?" nachlesen.

Ein hoher Serotoninspiegel macht uns also satt, ein niedriger lässt unseren Magen knurren. Dies erklärt auch, warum Medikamente zur Behandlung einer Depression, die den Serotoninspiegel künstlich anheben, häufig den Hunger dämpfen und so zu einer Gewichtsabnahme führen können. Und hier liegt auch die Krux des Frustessens: Wir fühlen wir uns zwar dank eines erhöhten Serotoninpegels im Gehirn etwas besser, aber unsere Stimmung sinkt spätestens dann wieder, wenn wir uns auf die Waage stellen.

Warum kann uns Ärger auf den Magen schlagen?

Redensarten wie „Der Ärger ist mir auf den Magen geschlagen" und „Das macht mir ganz schön Bauchschmerzen" sind nur einige sprichwörtliche Beispiele, die den engen Zusammenhang zwischen unserer Stimmungslage und dem großen Verdauungsorgan in unserer Magengrube verdeutlichen.

Bis vor wenigen Jahren glaubte man, der Magen-Darm-Trakt würde einzig und allein vom Gehirn gesteuert. Heute ist jedoch bewiesen, dass unser Bauch ähnliche Funktionen wie unser Gehirn aufweist und auch über eine Art eigene „Intelligenz" verfügt. Das so genannte Bauchhirn umschließt den gesamten Verdauungstrakt von der Speiseröhre bis zum Darmausgang und enthält mit über 100 Millionen Nervenzellen fünfmal mehr als beispielsweise unser Rückenmark. Andererseits ist das nur ein schlappes Prozent dessen, was die zentrale Schaltstelle unter unserer Schädeldecke, unser Kopfhirn, an Nervenzellen zu bieten hat.

Die Funktionsweise des Bauchhirns ist der unseres Kopfhirns sehr ähnlich: In der etwa 6 m langen Darmwand liegen hauchdünne Schichten eines ausgefeilten, komplexen Informationssystems, die aus Nervenzellen, Produktionsstätten und Speichern für chemische Botenstoffe bestehen und nahezu identisch mit denen des größeren Kollegen unter der Schädeldecke sind.

Die Hauptaufgabe des Bauchhirns ist die Steuerung und Überwachung unserer Verdauung. Nach der Aufnahme von Nahrung ist es wichtig, dass diese durch den Verdauungstrakt befördert und gleichzeitig die Inhalte sorgfältig durchmischt werden. Der Nahrungstransport geschieht mithilfe von Muskeln, deren wellenartige Bewegung den Nahrungsbrei langsam durch den Verdauungstrakt schiebt. Im Laufe eines 75-jährigen Lebens werden so mehr als 30 Tonnen Nahrung und 50 000 Liter Flüssigkeit durch das Röhrensystem der Verdauung geschleust – und das alles unter Aufsicht und Kontrolle des Bauchhirns!

An der Steuerung der Darmmuskelbewegung ist Serotonin maßgeblich beteiligt, das im Gehirn auch Einfluss auf unsere Stimmung nimmt (siehe S. 22). Im Verdauungstrakt löst die Freisetzung von Serotonin die sanfte, wellenartige Bewegung der Darmmuskulatur aus, durch die unsere Nahrung in Richtung „Ausgang" transportiert wird.

Wenn der Serotoninspiegel im Darm übermäßig stark ansteigt, dann kann dies sehr unangenehme Folgen haben. Magenschmerzen und Durchfall sind nur einige Symptome einer stark erhöhten Serotoninkonzentration im Magen und Darm. Permanenter Stress kann zu einer solch starken Erhöhung der Serotoninkonzentration im Verdauungstrakt führen und uns sprichwörtlich „auf den Magen schlagen".

Auch Patienten mit dem so genannten Reizdarmsyndrom, das auch Stressdarm genannt wird, produzieren zu viel Serotonin im Darm, was zu einer übermäßigen Stimulation der Nervenzellen des Bauchhirns führt. Als Folge hiervon wird der Darm überaktiv, sodass es zu Verdauungsproblemen wie Durchfall, Völlegefühl, Blähungen und Bauchschmerzen kommen kann. Gleichzeitig aktiviert das überschüssige Serotonin Schmerzsensoren, die dem Gehirn eine Schädigung vortäuschen, wodurch schon allein das Trinken eines Glases Wasser ein heftiges Druckgefühl im Darm auslösen kann.

Stress erhöht also die Serotoninkonzentration in Magen und Darm, während er sie im Gehirn senkt. Die spürbare Folge: Unsere Stimmung ist gedrückt, und als wäre das nicht schon genug, zwingen uns Magenkrämpfe und Durchfall nun auch noch häufiger zur Toilette.

Angst, Stress und Schmerzen – molekulare Alarmzustände

Warum machen wir uns vor Angst in die Hose?

Das Wort Angst kommt vom lateinischen Wort „Angustia" und bedeutet „Enge". Angst ist ein lebenswichtiges Gefühl, und Angst in irgendeiner Form hat jeder. Ich zum Beispiel habe Höhenangst. Wenn ich nur einen Bergsteigerfilm im Fernsehen anschaue und die Akteure an einer Klippe entlanglaufen sehe, bekomme ich augenblicklich feuchte Hände und mein Herz beginnt zu rasen. Ganz davon zu schweigen, wie ich mich fühle, wenn ich auf einem Balkon stehe und nach unten schaue. Doch auch wenn sie sich schrecklich anfühlt, Angst ist ein natürlicher Mechanismus unseres Körpers, der uns vor Unfällen und unbedachten, gefährlichen Handlungen schützt.

Der sicherlich bekannteste Vertreter der Angsthormone ist das Adrenalin, das in einer Gefahren- und Stresssituation verstärkt ausgeschüttet wird. Die sprichwörtliche Redewendung zur Beschreibung einer Schrecksekunde „Mein Adrenalinpegel schoss augenblicklich in die Höhe" kennen wir alle. Allein das Halten eines Vortrages vor Publikum erhöht den Adrenalinspiegel auf das Doppelte. Ist eine extreme Gefahr in Verzug, kann die Konzentration der Stresshormone ganz locker mehr als das Zehnfache des Normalwertes erreichen – innerhalb des Bruchteils einer Sekunde.

Hierzu ein Beispiel: Während Sie gerade lesen, beträgt die Adrenalinmenge in Ihrem Körper etwa 8–10 Milliardstel Gramm pro Liter Blut. Diese Menge reicht aus, damit Sie bei der Lektüre wach bleiben und nicht einschlafen. Würde jetzt unvermittelt eine Tür zufallen, dann würde die Adrenalinkonzentration blitzartig um ein Vielfaches nach oben schnellen und Ihre Aufmerksamkeit augenblicklich drastisch steigen: „Was war das, vielleicht ein Einbrecher? Nein, nur der Wind!" Und schon ist der kurze Schreck vorbei, der Adrenalinpegel sinkt wieder und sie können beruhigt weiterlesen.

Produziert und gespeichert wird Adrenalin in den Nebennieren, genauer gesagt in den Nebennierenrinden. Der lateinische Name „Adrenalin" weist übrigens auf den Bildungsort dieses Hormons hin: ad = zu, renes = Nieren. Adrenalin bedeutet also ein Stoff, der bei den Nieren gebildet wird.

Den körperlichen Auswirkungen, die wir bei einer verstärkten Freisetzung von Adrenalin in einer Angst- oder Gefahrensituation spüren, verdanken wir eine ganze

Reihe von Redensarten. Aber wieso „rutscht uns das Herz in die Hose“, wenn wir uns erschrecken, und warum bekommen wir in einer Angst- oder Gefahrensituation oft „kalte Füße“? Ganz einfach: Alle körperlichen Begleiterscheinungen, die wir in einem Angstmoment spüren, erfüllen nur einen Zweck: Sie bereiten uns darauf vor, einer drohenden Gefahr bestmöglich zu begegnen. Denn in einem Alarmzustand stellt sich unser Körper augenblicklich auf Kampf oder Flucht ein, und die Auswirkungen hiervon bekommen wir am ganzen Körper zu spüren. Begeben wir uns also auf Erklärungssuche für die sprichwörtlichen Angstsymptome, die aus unserer Umgangssprache nicht mehr wegzudenken sind.

„Das Herz ist mir vor Schreck in die Hose gerutscht“: Nach seiner Ausschüttung reduziert Adrenalin augenblicklich die Blutzufuhr zu all denjenigen Organen, die in einer Notsituation nicht unbedingt gebraucht werden, beispielsweise zur Haut, den Extremitäten und dem Verdauungstrakt. Gleichzeitig beschleunigt und erhöht es den Blutfluss zu den weit wichtigeren Organen wie Gehirn, Herz, Lungen und Muskeln. Durch die verstärkte Blutzufuhr werden diese Organe nun mit mehr Sauerstoff und Nährstoffen versorgt und so die optimalen Voraussetzungen für körperliche Höchstleistungen geschaffen.

Unser Gehirn bedankt sich für die Extradosis Energie mit einer gesteigerten Aufnahmebereitschaft und einem geschärften Verstand. Auch die Muskeln sind nun bestens „geölt“, um mit einem beherzten Sprint blitzschnell vor der Gefahr zu fliehen oder zur Not auch handgreiflich zu werden. Da mehr Blut zum Herzen fließt, schlägt dieses nun mit etwa 150 Schlägen pro Minute und pumpt 15 Liter Blut in der Minute durch unsere Adern, mit der Folge, dass wir unser Herz fast „bis in die Hose“ schlagen spüren.

„Ich bekam keine Luft vor Aufregung“: Durch die vermehrte Adrenalinausschüttung werden auch die Lungen besser durchblutet. So kann mehr Sauerstoff aufgenommen und eine zusätzliche Portion Energie in unserem Körper verbrannt werden. Die Lungenflügel können sich jetzt auch besser ausdehnen, wir bekommen besser Luft und haben genug Puste für eine möglicherweise bevorstehende Flucht oder einen unvermeidlichen Kampf. Wir spüren dies daran, dass unser Atem zu rasen beginnt und wir das Gefühl haben, nach Luft schnappen zu müssen.

„Ich hatte einen trockenen Mund vor Aufregung“: Die Verdauungsvorgänge werden in einer Notsituation gedrosselt, denn eine gut funktionierende Verdauung ist in einem körperlichen Ausnahmezustand nicht sonderlich wichtig. Oder haben Sie jemals in einer brenzligen Situation an Essen gedacht? Dass unser Körper jetzt andere Probleme als die Befriedigung kulinarischer Genüsse hat, merken wir auch daran, dass unsere Speichelproduktion vermindert wird und wir einen trockenen Mund bekommen.

Im alten China, so wird behauptet, versuchte man Verdächtige sogar durch diesen „trockenen Mund“ zu überführen: Man gab ihnen während des Verhörs Reis zu essen; wer schuldig war, so die Annahme, produzierte durch die Angst weniger Speichel und konnte den Reis nicht mehr schlucken.

„Ich zitterte vor Angst“: In einer Gefahrensituation werden die Gelenke und Muskeln mit einer Extraportion Energie versorgt und so auf eine bevorstehende schnelle Bewegung – Flucht oder Angriff – vorbereitet. Wenn wir uns aber in den ersten Schrecksekunden nicht von der Stelle rühren können, dann macht sich diese Anspannung der Gelenke und Muskeln in Form von Muskelzittern und „weichen Knien“ bemerkbar. Ist diese erste Schrecksekunde allerdings vorbei, dann können wir wie der Teufel rennen und das Zittern verschwindet augenblicklich.

„Ich habe vor Angst kalte Füße bekommen“: In einer brenzligen Situation sorgt das Adrenalin dafür, dass sich die Adern der Haut und der Extremitäten verengen und so der Blutstrom zu den überlebenswichtigen „Power-Organen“ wie Herz und Lungen umgeleitet wird. Da nun weniger Blut in die Außenbezirke unseres Körpers gelangt, kühlen diese ab, was wir unter anderem daran merken, dass wir plötzlich „kalte Füße“ bekommen. Die verminderte Durchblutung der Extremitäten hat auch ihren Vorteil: Wenn wir verletzt werden, ist die Gefahr geringer, dass wir schnell verbluten.

Da auch die Haut bei einem Adrenalinschub weniger durchblutet wird, sieht sie oftmals sehr blass aus, wenn wir Angst oder Panik empfinden. Werden wir also in einer ersten Schrecksekunde „kreidebleich“, dann haben wir auch dies dem Adrenalin zu verdanken.

„Ich habe mir vor Angst in die Hose gemacht“: Wenn wir Angst haben, kann es zu einer spontanen, ungewollten Entleerung von Blase und Darm kommen. Den Schließmuskeln wird in einem Schreckmoment nicht mehr viel Aufmerksamkeit zuteil, da nun andere Muskeln und deren einwandfreies Funktionieren im Vordergrund stehen. So kann es durchaus passieren, dass die Schließmuskeln von Blase und Darm erschlaffen. Und das wiederum kann dazu führen, dass wir uns vor Angst, Schreck oder auch Aufregung „in die Hose machen“. Auch wenn dies etwas unangenehm ist, so ist es für einen bevorstehenden Kampf oder eine Fluchtreaktion unter Umständen durchaus nützlich, mit etwas weniger Ballast und ohne Kneifen in den Ausscheidungsorganen anzutreten.

„Ich hatte förmlich einen Kloß im Hals“: Adrenalin wirkt in einer Angst- oder Gefahrensituation auch auf den Rachenmuskel, denn das Schlucken ist nun einfach nicht so wichtig. Die dadurch verursachte Verspannung der Rachenmuskulatur fühlt sich dann wie „ein Kloß im Hals“ an.

„Ich hatte feuchte Hände vor Aufregung“: Wenn wir auf Alarmbereitschaft umschalten oder, besser ausgedrückt, umgeschaltet werden, werden die Schweißdrüsen aktiviert, wodurch der bekannte Angstschweiß entsteht. Dieser hat übrigens eine andere chemische Zusammensetzung als der normale Schweiß. (Aus diesem Grund können vor allem Tiere Angst förmlich riechen.) Der Schweiß befeuchtet auch die Hände und verschafft uns so einen besseren Griff und Halt. Es könnte ja sein, dass wir uns handfest zur Wehr setzen oder nach einem Sturz vom Baum an einem Ast festhalten müssen. Nicht umsonst spucken wir in die Hände, wenn wir kraftvoll zupacken wollen.

„Mir standen vor Angst die Haare zu Berge": Das Stresshormon Adrenalin aktiviert auch unseren Kreislauf. Hierdurch wird mehr Wärme im Körper erzeugt, die irgendwie wieder abgeführt werden muss. Um den Körper zu kühlen, erweitern sich daher die Gefäße, sodass mehr Blut durch die Adern gepumpt werden kann. Diesen Vorgang kann man auch im Gesicht ablesen, wenn es vor Anstrengung gerötet ist.

Damit sichergestellt ist, dass unsere „Körpermotoren" in einer Gefahrensituation nicht heiß laufen, ziehen sich zudem die Muskeln an den Haarwurzeln zusammen und stellen unsere Haare auf. Hierdurch wird die Hautoberfläche frei, sodass mehr Schweiß abgegeben werden kann.

„Die Augen waren vor Schreck weit aufgerissen": Eine verstärkte Adrenalinausschüttung verursacht auch eine Weitstellung der Pupillen, um die Augen lichtempfindlicher zu machen und das Sehfeld zu vergrößern. So lassen sich Entfernungen besser abschätzen und wir können besser erkennen, wie weit die drohende Gefahrenquelle noch von uns entfernt ist. Darüber hinaus kommt es in einer Gefahren- oder Stresssituation zu einer Verflachung der Augenlinse, was zu einer Verbesserung der Fernsicht führt. Auch das ist mehr als sinnvoll, da wir somit einer Gefahr besser ins Auge blicken können. So gibt es Berichte von kurzsichtigen Menschen, die in eine lebensbedrohliche Situation gerieten und plötzlich weit entfernte Dinge scharf sehen konnten. Mit der Rettung kehrte die Kurzsichtigkeit allerdings wieder zurück.

Warum behalten wir in Gefahrensituationen einen klaren Kopf?

Es ist wirklich so passiert: Ein Freund von mir ist vor kurzem aus heiterem Himmel in eine Schießerei zwischen der Polizei und irgendwelchen zwielichtigen Gestalten geraten. Eigentlich wollte er nur nach der Arbeit nach Hause fahren. Doch plötzlich sah er einen parkenden Polizeiwagen vor sich und ehe er diese Situation so richtig realisiert hatte, hörte er schon Schüsse. Und was tat mein Freund? Er warf sich auf den Boden des Wagens, zog den Kopf ein, kramte sein Handy aus der Tasche und rief seine Frau an. Sie dachte zunächst, er mache Witze, da er ihr in einem völlig ruhigen Ton erklärte, dass ihm gerade Kugeln um die Ohren fliegen und er deshalb wohl etwas später nach Hause kommen werde. Trotz der Tatsache, dass gerade Unmengen an Adrenalin durch seine Adern schossen und er sicherlich Todesängste ausstand, fiel meinem Freund ein, dass er seine Frau anrufen musste! Wie lässt sich ein solcher, eigentlich banaler, aber durchaus nachvollziehbarer Gedankengang in einer lebensbedrohlichen Situation erklären?

Vielleicht ist Ihnen schon einmal aufgefallen, dass Sie in einer Notsituation plötzlich sehr aufmerksam und konzentriert, ja sogar etwas ruhiger werden. Diese gesteigerte Aufmerksamkeit verdanken wir einem Hormon, das in einer akuten Gefahrensituation zusammen mit dem Angst- und Panikhormon Adrenalin ausgeschüttet wird: Noradrenalin. Das Noradrenalin teilt sich eine Reihe seiner munter machenden Aufgaben mit seinem „großen Bruder" Adrenalin. Den Titel „kleiner Bruder" hat das Noradrenalin lediglich dem Umstand zu verdanken, dass es bisher wissenschaftlich weniger untersucht wurde als das Adrenalin. Dennoch mischt auch das Noradrenalin entscheidend in unserem Körpergeschehen mit, wenn unser Organismus auf Alarmbereitschaft (um-)geschaltet wird.

Wie das Adrenalin wird Noradrenalin in den Nebennierenrinden produziert und hier bis auf Abruf gespeichert. In der Stresshormonfabrik „Nebenniere" ist es auch die chemische Vorstufe zur Herstellung von Adrenalin. Adrenalin und Noradrenalin sind somit im biochemischen Sinne tatsächlich enge Verwandte. Dieser Verwandtschaftsgrad zeigt sich auch an der Namensgleichheit der beiden Hormone. Die Vorsilbe „Nor" (lateinisch = ohne) weist darauf hin, dass dem Noradrenalin im Vergleich zum Adrenalin eine einzige chemische Gruppe fehlt. Das Produktionsverhältnis der Nebenniere für diese beiden Stresshormone beträgt 4 : 1 zugunsten des Adrenalins. Ein klares Plus für den „großen Bruder".

Doch wenn es gefährlich oder brenzlig wird, dann erhöht sich neben dem Adrenalin- auch der Noradrenalinspiegel in Sekundenbruchteilen. Bei Gefahr und körperlichen Anstrengungen bringt es die Noradrenalinmenge im Blut auf immerhin etwa 50 % mehr als den Normalwert und wirkt der tobenden Wirkung von Adrenalin teilweise entgegen. Wenn das Adrenalin im Blut zu stark zu steigen droht, hemmt das Noradrenalin einfach eine weitere Freisetzung seines „Stresskollegen" aus den Nebennierenrinden und sorgt so für etwas mehr Ruhe und Gelassenheit. Noradrenalin ist somit eine Art Aufpasser für ein zu stressig werdendes Adrenalin.

Das Noradrenalin ist auch dafür verantwortlich, dass wir in einer körperlich aufwühlenden Stress- und Gefahrensituation noch unsere fünf Sinne beieinander haben, indem es die denkenden „grauen" Zellen in unserem Großhirn aktiviert. Dieser konzentrationssteigernde Effekt ist in einer Notsituation durchaus von Vorteil, denn durch eine erhöhte Denk- und Aufnahmefähigkeit können wir eine Gefahr deutlich besser einschätzen und angemessen reagieren.

Und so kann es durchaus passieren, dass uns in einem Schreckmoment einfällt, dass wir noch jemanden anrufen müssen, bevor wir der Gefahr todesmutig begegnen oder die Beine in die Hand nehmen und flugs das Weite suchen. Mein Freund hat übrigens die zweite Möglichkeit gewählt. Eine kluge Entscheidung, bei der ihm sicherlich auch Noradrenalin geholfen hat.

Warum kann Angst uns manchmal richtig wütend machen?

In einer Angst- oder Gefahrensituation ist unser Körper von den Stresshormonen Adrenalin und Noradrenalin beherrscht. Durch die Freisetzung dieser Hormone wird der Organismus blitzschnell auf eine Kampf- oder Fluchtreaktion vorbereitet. Doch was sollen wir tun, wenn es brenzlig wird – angreifen oder weglaufen?

Hierzu ein Beispiel: Stellen wir uns einmal vor, wir gehen abends nach Hause und plötzlich springt eine dunkle Gestalt vor uns aus dem Gebüsch, hält uns ein Messer unter die Nase und verlangt unsere Geldbörse. Wie würden wir uns verhalten, nachdem die erste Schrecksekunde vorbei ist? Wir würden sicherlich verschiedene Möglichkeiten durchdenken: Wenn der Angreifer die Statur eines Football-Verteidigers hat, dann würden wir ihm entweder ohne zu zögern unser Geld geben oder versuchen wegzurennen. Ist die dunkle Gestalt hingegen einen Kopf kleiner und 20 kg leichter als wir selbst, dann könnte eine körperliche Verteidigung durchaus sinnvoll sein.

Die Entscheidung, was wir nun tun oder besser bleiben lassen sollten, nimmt uns der denkende Teil unseres Gehirns ab. Gelangt dieser zu der Schlussfolgerung, dass es schlauer ist, den Rückzug anzutreten, dann nehmen wir die Beine unter die Arme und rennen was das Zeug hält – und zwar von der Gefahrenstelle weg. Sieht das Gehirn – nach Abschätzung der Situation – hingegen eine Möglichkeit, der Gefahr siegreich zu begegnen, dann treten wir manchmal auch die „Flucht nach vorne“ an.

Wenn wir uns für einen Angriff entscheiden, dann wird dieser oft von einem Mut machenden Geschrei begleitet und nicht selten sind wir außer uns vor Zorn. Jetzt, wo Angst in Raserei umschlägt, hat das Adrenalin erneut seine Finger im Spiel. Es erhöht nicht nur unsere körperliche Fitness, sondern kann uns auch richtig wütend machen. Adrenalin ist somit an zwei gegensätzlichen Gefühlen beteiligt: Zum einen lässt es uns vor Angst oder Aufregung „in die Hose machen“, zum anderen aber auch ganz gern „blind vor Wut“ werden. Denken Sie nur an die Fernsehbilder wüster Prügeleien von rivalisierenden Fans nach manchen Fußballspielen. Die während des Spiels aufgebaute Anspannung entlädt sich nicht selten in einem aggressiven Gebaren und wilden Keilereien.

Wut und Aggression sind durchaus ein Ventil, mit dem sich Anspannung und damit überschüssiges Adrenalin abbauen lassen. Allerdings ist es deutlich besser, den erhöhten Adrenalinspiegel durch eine andere körperliche Aktivität als durch eine Schlägerei wieder auf Normalniveau zu bringen. So kann ein Waldlauf nach einem anstrengenden, nervenaufreibenden Arbeitstag oft Wunder wirken, denn hierbei läuft unser Körper ebenfalls auf Hochtouren und „verbrennt" überschüssiges Adrenalin.

Wenn Sie sich jedoch unbedingt durch Prügeln „Luft machen" wollen, dann ziehen Sie bitte einen Sandsack vor, denn dem fügen die Schläge keine Verletzungen zu!

Warum sollten Männer und Frauen besser getrennt einkaufen?

Hier zunächst eine Frage nur für Männer: Gehen Sie gern mit Ihrer Partnerin einkaufen? Nein? – willkommen im Club der einkaufsscheuen Männer (dem der Autor übrigens auch angehört). An jedem Schaufenster abrupt stehen bleiben, wilde Haken in Kaufhäusern schlagen und – zumindest aus Männersicht – ziellos zwischen diversen Kleidungsstücken hin- und herlaufen, das zeichnet viele Frauen beim Einkaufen aus. Und wir Männer? Wir versuchen angestrengt mit diesem Tempo Schritt zu halten, würden viel lieber in der CD-Abteilung stöbern und sollen auch noch gute Laune an den Tag legen. Selbst das 134. Kleidungsstück müssen wir noch lächelnd begutachten und uns bei jedem Teil überlegen, was wir dazu sagen sollen, wenn der Tag noch ein versöhnliches Ende nehmen soll. Kurz: Wir sind gestresst!

Hier eine Untersuchung, die den einkaufsunwilligen Männern vielleicht hilft, eine Ausrede für den nächsten gemeinsamen Einkaufsbummel mit einer Frau zu haben. Die Strapazen, die Männer beim Einkaufen durchleben, sind nämlich messbar und die Ergebnisse durchaus besorgniserregend.

Im Rahmen einer britischen Studie wurden Männer und Frauen in London mit einer identischen Einkaufsliste auf einen vorweihnachtlichen Einkaufsbummel geschickt. Die Herren der Schöpfung legten hierbei Stresspegel mit Blutdruckwerten und Herzfrequenzen an den Tag, die denen von Kampfpiloten oder Polizisten im Einsatz entsprachen. Allein der Gedanke an den bevorstehenden Einkauf in den überfüllten Warenhäusern und drängelnde Menschen löste bei den männlichen Probanden heftige Schweißausbrüche aus. Und je länger der Einkauf dauerte, desto höher stieg der Adrenalin- und Stresspegel. Aggressionen stauten sich langsam auf und die Stimmung steuerte unaufhaltsam auf den Nullpunkt zu. Die weiblichen Einkäufer blieben dagegen stresstechnisch von dem Kaufrummel völlig unbeeindruckt. Sie arbeiteten ihre Einkaufsliste brav ab und kamen freudestrahlend mit den vollen Einkaufstüten zurück. Wahrscheinlich hatten sie sogar noch Lust und Zeit, ein Tässchen Kaffee zwischendurch zu trinken!

Dank dieser Studie haben wir den wissenschaftlichen Beleg: Männer und Frauen sollten besser getrennt einkaufen gehen. Doch welchem Mann gelingt es schon, sich vor dem gemeinsamen Einkaufsbummel dauerhaft zu drücken? Und wer soll dann die vielen Tüten tragen?

Warum werden wir oft erst im Urlaub krank?

Endlich Urlaub! Kaum sind wir angekommen und liegen entspannt am Strand, schon spüren wir dieses leichte Kratzen im Hals und der erste Hustenanfall lässt auch nicht lange auf sich warten. Dabei waren wir doch vor dem Abflug noch völlig gesund. Zugegeben, wir hatten die letzten Tage vor unserem Urlaub ein Menge Stress, vor allem bei der Arbeit, schließlich wollten wir noch alle Aufgaben abschließen, damit wir beruhigt in die Ferien fahren können. Und jetzt das: die Nase läuft, der Schädel brummt – wirklich ein toller Start in den Urlaub!

In aller Regel sind unsere körperlichen Stressempfindungen nur von kurzer Dauer. Wenige Minuten nachdem ein Auto, das uns fast über den Haufen gefahren hätte, davongebraust ist, beruhigen wir uns wieder und können den Rest des Tages entspannt genießen. Schnell ist dieser kurze Moment der Anspannung vergessen. Aber das gilt eben nur für solche sehr kurzen Schreckmomente.

Dauert eine Aufregung etwas länger an, wie während einer Prüfung, dann wird neben Adrenalin und Noradrenalin ein weiterer molekularer Botenstoff ausgeschüttet, der unseren Körper in solchen Situationen schützt: das Hormon Cortisol. Wie seine „Stresskollegen" Adrenalin und Noradrenalin wird das Cortisol in den Nebennieren, allerdings im Nebennierenmark, produziert, wobei es sich etwas mehr Zeit lässt als seine flinken „Panikkollegen" und erst mit etwas Zeitverzögerung ausgeschüttet wird.

Eine von vielen „schützenden" Aufgaben des Cortisols in den stressigen Momenten des Lebens besteht darin, Schmerzen zu dämpfen und krankhaften Entzündungen vorzubeugen. Aus diesem Grund werden cortisolhaltige Medikamente auch therapeutisch zur Behandlung von entzündlichen und schmerzhaften Erkrankungen wie Rheuma oder Gicht eingesetzt. Daneben kurbelt Cortisol den Stoffwechsel von Kohlenhydraten, Eiweißen und Fetten an und stellt so zusätzliche Energien zur Bewältigung einer länger andauernden körperlichen und seelischen Belastung bereit. Eine erhöhte Cortisolfreisetzung beschleunigt auch die Umwandlung von Aminosäuren in Zucker und sorgt so für eine zusätzliche Portion Gehirnnahrung und geistige Frische.

Was die „Anti-Stress-Wirkung“ von Cortisol betrifft, gilt die Regel: Je mehr Cortisol produziert wird, umso besser sind wir für Stressphasen gewappnet. So haben wir es auch einer verstärkten Cortisolausschüttung zu verdanken, dass wir häufig nicht krank werden, wenn wir besonders gefordert sind.

Oftmals fangen wir aber dann zu kränkeln an, wenn wir nach einer völlig hektischen Arbeitsphase endlich unsere ersten, wohlverdienten Urlaubstage genießen. Das Cortisol hat uns genau so lange beschützt, bis die ersehnte Erholung eintrat. Durch die Atempause sinkt die stressbedingt erhöhte Cortisolkonzentration und Krankheitserreger haben nun ein leichteres Spiel. Am Strand unter Palmen liegend beginnen wir dann plötzlich zu husten und bekommen die Erkältung, die wir uns vorher einfach nicht „leisten“ konnten.

Warum schlafen wir schlecht, wenn wir gestresst sind?

Ist eine Stressphase von überschaubarer Dauer, dann werden wir in dieser Zeit unter anderem durch das Stresshormon Cortisol geschützt (siehe S. 38). Problematisch wird es allerdings für unseren Körper, wenn sich der Zustand der gesteigerten Alarmbereitschaft bei einer anhaltenden körperlichen oder seelischen Belastung wie einer chronischen Erkrankung, Sorgen oder Einsamkeit nicht wieder normalisiert. Dann befindet sich unser Körper in einem permanenten Stresszustand, der uns nicht nur ernsthaft krank machen, sondern auch unsere Stimmung und Gefühlslage maßgeblich beeinflussen kann. Denn auch für das Cortisol gilt: Zu viel ist nicht gut und schadet uns mehr, als es hilft.

Bei einer länger andauernden Stressphase wird die körpereigene Immunabwehr durch die entzündungshemmende Wirkung des Cortisols langsam gedrosselt, was sich darin äußern kann, dass unser Körper bei der Abwehr möglicher Infektionen zu schwächeln beginnt. Ist die Cortisolkonzentration über einen längeren Zeitraum erhöht, dann können wir auch nicht mehr richtig abschalten, was sich darin bemerkbar macht, dass wir zunehmend nervöser und angespannter werden. Auch bei mehr als der Hälfte von Patienten mit schweren Depressionen ist der Cortisolspiegel dauerhaft erhöht. Ein solcher permanent erhöhter Pegel laugt uns also nicht nur körperlich aus, er kann darüber hinaus auf die Stimmung drücken.

Versuchsergebnisse haben gezeigt, dass Cortisol besonders in den frühen Morgenstunden zwischen 6 und 8 Uhr in die Blutbahn ausgeschüttet wird. Wenn wir gestresst sind, wachen wir daher häufig in den frühen Morgenstunden auf, können nicht mehr einschlafen, wälzen uns im Bett und grübeln über die Probleme, die uns gerade zu schaffen machen. Langfristig verstärkt diese Störung unseres Schlafs die gedrückte

Gemütsverfassung – wir sind unkonzentriert und fühlen uns völlig erschlagen. Wenn wir dann auch noch nachts den Kühlschrank plündern, hat das möglicherweise gar nichts mit Hunger zu tun, sondern ist ein weiteres Anzeichen von Stress oder Sorgen. Das haben Forscher der norwegischen Universität Tromsø herausgefunden.

Die Wissenschaftler untersuchten Frauen, die mindestens einmal pro Nacht von Hungergefühlen geplagt aufstanden und ohne einen nächtlichen Imbiss nicht wieder einschlafen konnten, und verglichen sie mit Frauen, die keinerlei Schlafprobleme hatten. Bei den nächtlichen „Naschkatzen" konnten die Forscher einen deutlich erhöhten Cortisolspiegel nachweisen. Stress trägt somit ganz offensichtlich auch Mitschuld an den nächtlichen Ausflügen zum Kühlschrank.

Hierdurch setzt ein Teufelskreis ein: Durch den gestörten Schlaf sind wir tagsüber müde und antriebslos. Die Erschöpfung und Müdigkeit führt zu einer noch stärkeren Freisetzung von Cortisol, mit der Folge, dass wir irgendwann überhaupt nicht mehr richtig abschalten können und noch schlechter schlafen.

Wie das Adrenalin mit seinem kleinen Stress-Bruder Noradrenalin (siehe S. 35) hat aber auch das Cortisol einen körpereigenen Aufpasser, der mithilft, dass die schädlichen Wirkungen nicht die Oberhand gewinnen. Das Hormon Dehydroepiandrosteron (dieser Zungenbrecher wird oft als DHEA abgekürzt) ist der Gegenspieler des Stresshormons und baut überschüssiges Cortisol ab. So berichteten ältere Patienten mit einem niedrigen DHEA-Spiegel, denen Mediziner zusätzliches DHEA spritzten, von einer erhöhten Vitalität, besserem Schlaf, Entspanntheit und der Fähigkeit, stressige Situationen besser zu meistern. Wird der Stress allerdings zu groß, kann auch das DHEA nicht mehr viel ausrichten.

Wenn Sie in das aschgraue Gesicht eines chronisch gestressten Menschen blicken, dann wissen Sie, wie sich die Auswirkungen eines dauerhaft erhöhten Cortisolpegels auch optisch bemerkbar machen und wie ein „Sieg" des Stresshormons Cortisol aussieht.

Warum sollte man kurz vor einer Prüfung nicht mehr lernen?

Wer kennt das nicht: Man hat wochenlang gelernt und sitzt nun in der Prüfung vor den Aufgaben, kann sich einfach nicht konzentrieren und hat nichts im Kopf außer einer riesengroßen Leere. Eine Erklärung für dieses Phänomen des Prüfungs-Blackouts konnte der Psychologe Dominique de Quervain von der Universität Zürich liefern.

Bevor der Wissenschaftler die Wirkung von Stress bei Menschen untersuchte, konnte er bereits bei Ratten nachweisen, dass akuter Stress die Gedächtnisleistung bei den Tieren deutlich beeinträchtigt. Etwa 30 Minuten nachdem die Ratten einen leichten Stromschlag erhalten hatten, waren die Tiere nicht mehr in der Lage, zuvor Erlerntes abzurufen. Wurde das Erinnerungsvermögen hingegen sofort oder erst vier Stunden nach diesem Stromschlag getestet, war keinerlei Einbuße des Gedächtnisses bei den Tieren festzustellen.

Die Ursache für diese Lernblockade war das Stresshormon Cortisol, das 20–30 Minuten nach dem Stromschlag seinen Höchstwert im Blut erreichte und zu einer völligen Vernebelung des Erinnerungsvermögens bei den gestressten Nagern führte. Mit dem Absinken der Cortisolmenge nach etwa einer halben Stunde kehrte das Erinnerungsvermögen der Ratten allerdings wieder langsam zurück.

Auch uns Menschen ergeht es in Sachen Stress und Gedächtnisleistung nicht anders als den Ratten, was der Forscher Quervain in einem weiteren Experiment zeigen konnte. In dieser Untersuchung wurden freiwillige Versuchspersonen gebeten, 60 Wörter auswendig zu lernen, wobei sie zu jeweils unterschiedlichen Zeitpunkten entweder die Substanz Cortison, welche im Blut umgehend zum körpereigenen Stresshormon Cortisol umgewandelt wird, oder aber ein völlig wirkstofffreies Scheinpräparat erhielten. Die Testpersonen wussten jedoch nicht, ob sie eine Cortisonpille oder ein Scheinpräparat erhielten. Wurde die künstliche Stresspille kurz vor oder unmittelbar nach dem Auswendiglernen eingenommen, so hatte dies keinen Einfluss auf die Wörterabfrage am nächsten Tag. Erhielten die Probanden sie jedoch 60 Minuten vor dem Test, verschlechterte sich der Abruf der zuvor gelernten Wörter in der Prüfung mehr als deutlich. Auch diese Lernblockade war auf einen stark erhöhten Cortisolpegel zurückzuführen, der genau zum Zeitpunkt des Vokabeltests seinen Maximalwert erreicht hatte. Bei den Probanden, die lediglich ein Scheinpräparat erhielten, zeigte sich dagegen kein Einfluss auf das Lern- und Erinnerungsvermögen.

Ob man nun eine künstliche „Stresspille" einnimmt oder sich in einer natürlichen Stresssituation wie einer Prüfung befindet, das Experiment erklärt, warum man die Dinge, die man kurz vor einer Prüfung lernt, in der stressigen Prüfungssituation nicht mehr abrufen kann. Die jetzt durch die Aufregung besonders hohe Cortisolkonzentration beeinträchtigt schlicht und ergreifend unsere geistige Aufnahmefähigkeit.

Und wenn wir gerade zu Beginn einer Prüfung so gar nichts mehr wissen, haben wir das ebenfalls dem Cortisolpegel zu verdanken, der seinen Zenit erreicht hat. Jetzt hilft es einfach, ein wenig abzuwarten, bis sich das Stresshormon langsam abbaut und damit unser Erinnerungsvermögen wieder zurückkehrt. Dies funktioniert natürlich nur dann, wenn wir auch für die Prüfung gelernt haben – am besten das letzte Mal zwölf Stunden vor der Prüfung und nicht, wie so oft, erst kurz davor.

Daher ist der Tipp, die Lehrbücher am Abend vor der Prüfung unter das Kopfkissen zu legen, eindeutig die bessere Alternative, damit wir zuvor Gelerntes am nächsten Tag in einer Prüfung auch abrufen können.

Warum müssen Schmerzen wehtun?

„Autsch!“ – Sicherlich sind Sie schon einmal in eine Glasscherbe getreten, zu Hause in der Küche oder im Urlaub am Strand. Sie zogen Ihr Bein reflexartig hoch, empfanden einen kurzen stechenden Schmerz und begutachteten anschließend verwundert die Schnittwunde an Ihrem Fuß. Nach dem Aufkleben eines Pflasters oder etwas Spucke war die Sache dann meistens schon wieder vergessen.

Damit der menschliche Körper Schmerzen bemerken kann, verfügt er über ein weit verzweigtes „Schmerzmeldesystem“. Direkt unter der Haut enden zahlreiche Ausläufer von Nervenzellen, die sich darin unterscheiden, durch welche Art von Schmerzreiz sie aktiviert werden. So gibt es Zellen, die auf Druckreize ansprechen, andere sind empfindlich gegenüber Temperaturänderungen. Wieder andere Arten von Nervenzellen werden angeregt, wenn Gewebe verletzt wird, zum Beispiel durch einen Schnitt oder eine Verbrennung.

Jede Art von Verletzung wird von den entsprechenden Rezeptoren erfasst und die Verletzungsinformation über Nervenbahnen zunächst vom Ort des Geschehens zum Rückenmark gesendet, wo in manchen Fällen eine erste Sofortmaßnahme eingeleitet wird: Der Fuß, der Bekanntschaft mit einer Glasscherbe gemacht hat, wird durch einen Reflex von der Gefahrenstelle zurückgezogen, um so weitere Blessuren zu vermeiden. So kann unser Körper schon auf eine Verletzung reagieren, bevor wir diese überhaupt bewusst bemerken. Ausgehend vom Rückenmark wird die Warnmeldung dann schließlich zum Gehirn weitergeleitet, wo bestimmte Nervenzellen „orten“, woher die Verwundung stammt und daraufhin das auslösen, was wir als Schmerzen empfinden.

Bei den Schmerzweiterleitungssystemen unterscheidet man zwei Arten: ein relativ langsames System, durch das die Schmerzmeldung beispielsweise vom Fuß erst nach etwa zwei Sekunden im Gehirn ankommt, und ein rasend schnelles, bei dem der Schmerzreiz zwischen 5 und 30 m in der Sekunde zurücklegen kann. Der schnelle Reiz ist für das erste stechende Schmerzgefühl verantwortlich, das wir unmittelbar nach einer Verletzung spüren. Die langsame Schmerzübertragung zum Gehirn löst den länger anhaltenden, sich „dumpf“ anfühlenden Schmerz aus, der sich erst mit etwas Zeitverzögerung einstellt.

An der Weiterleitung einer Schmerzmeldung ist ein kleines Molekül mit dem wenig spektakulär klingenden Namen „Substanz P“ maßgeblich beteiligt. Dieses Molekül sitzt an bestimmten Stellen der Nervenbahnen, wird durch einen eintreffenden Reiz aus seinen Speichern herausgeschleudert und überträgt so die Schmerzmeldung zum nächsten Abschnitt der Nervenbahn und letztendlich ins Gehirn.

Bei äußeren Verletzungen, beispielsweise einer Schnittwunde, wäre ein fehlendes Schmerzempfinden noch nicht ganz so schlimm; irgendwann würden wir Blut aus der Wunde treten sehen und dadurch auf die Verwundung aufmerksam. Anders ist es bei Verletzungen oder Erkrankungen der Eingeweide, die wir nicht sehen können. In diesen Fällen sind Schmerzen die einzige Möglichkeit unseres Körpers, auf ein „Problem" hinzuweisen.

Schmerz ist also zunächst einmal etwas Positives, sozusagen ein „Hilferuf" des Körpers, der uns mitteilt, dass irgendetwas nicht in Ordnung ist. Wer jedoch Schmerzen hat, wird dies mit Sicherheit nicht so sehen und diesem Gefühl nun ganz und gar nichts Gutes abgewinnen. Denn die unangenehme Seite des Schmerzes ist, so banal es auch klingen mag, dass er sich sehr unangenehm bemerkbar macht.

Warum schmerzt es manchmal schon, bevor man zum Zahnarzt geht?

Mit butterweichen Knien und einem unangenehmen Druckgefühl im Magen sitzen wir im Wartezimmer des Zahnarztes. Gerade haben wir uns aus dem Stapel Zeitschriften eine herausgefischt und blättern lustlos darin herum, als wir *Es* hören. Dieses schrille, quiekende Bohrergeräusch aus dem Behandlungszimmer. Wir sehen sofort uns selbst anstelle des armen Geschöpfes auf dem Stuhl liegen, in die helle Lampe schauen und sehen, wie der kreisende Bohrer sich unserem weit aufgerissenen Mund immer mehr nähert. Sollten wir Zahnschmerzen gehabt haben, dann sind diese jetzt oftmals wie verflogen und wir würden am liebsten ein anderes Mal wiederkommen.

Ich gehöre zu den Menschen, die schon Panik haben, *bevor* sie zum Zahnarzt gehen. Und das selbst dann, wenn es sich nur um eine reine Routineuntersuchung handelt. Dann kann ich den Bohrer schon hören und nahezu körperlich spüren, obwohl ich noch nicht einmal das Wartezimmer betreten habe. Kommt Ihnen dieses Gefühl auch bekannt vor? Keine Sorge, wir sind nicht allein: Etwa 10 % der Bevölkerung – so die Expertenschätzung – haben extreme Angst vor dem Zahnarzt und betreten deshalb nur in absoluten Notfällen eine zahnärztliche Praxis. Woran liegt das?

Wenn wir einmal eine schmerzhafte Erfahrung gemacht haben, dann wird diese in unserem Gehirn abgespeichert. Das ist mehr als sinnvoll, denn nur so können wir lernen, bestimmte Gefahrensituationen in Zukunft zu meiden. Der Griff auf die heiße Herdplatte im Kindesalter und die damit verbundene schmerzhafte Erinnerung wird so in unseren Gehirnwindungen abgespeichert und lässt uns dieses Experiment nie freiwillig wiederholen. Diesem „Schmerzgedächtnis" haben wir es zu verdanken, dass schon allein der Gedanke an ein bevorstehendes Ereignis wie ein Zahnarztbesuch, mit dem wir eine schmerzhafte Erfahrung verbinden, tatsächlich Schmerzen auslösen kann. Der Auslöser dieser Schmerzen ist aber allein den Tiefen unseres Gehirns entsprungen.

In vielen Fällen lässt sich diese gespeicherte Schmerzangst jedoch langsam wieder „ausradieren", indem man sich der unangenehmen Situation erneut stellt und die Erfahrung macht, dass alles nur halb so schlimm ist. Oder anders ausgedrückt: Wenn wir häufiger beim Zahnarzt waren und alles ohne große Schmerzen vonstatten ging, dann schwindet mit der Zeit auch unsere Angst vor dem zahnärztlichen Bohrer – die hiermit verbundenen Schmerzerinnerungen werden langsam aus unserem Gehirn gelöscht.

Je öfter Sie also beim Zahnarzt waren und sagen können: „Er hat gar nicht gebohrt", umso erträglicher wird die Zeit im zahnärztlichen Wartezimmer. Ich habe gut reden, denn ich habe tierische Angst vor dem Zahnarzt – immer noch!

Warum spüren wir bei schweren Verletzungen kaum Schmerzen?

Zur Linderung sehr starker Schmerzen erhalten Patienten oft Opiate, deren bekanntester Vertreter das Morphium ist. Diese Substanz ist im getrockneten Milchsaft der Mohnpflanze, dem so genannten Rohopium, enthalten und hat neben ihrer bekannten Rauschwirkung auch einen ausgeprägt schmerzlindernden Effekt.

Die Opiate entfalten ihre schmerzstillende Wirkung, indem sie an bestimmten Stellen der Schmerznervenbahnen andocken und so die Weiterleitung eines Schmerzreizes schlicht und ergreifend hemmen. Die Meldung „Hier ist etwas nicht in Ordnung!" kommt somit nicht mehr im Gehirn an und das Gefühl „Schmerz" wird nicht mehr ausgesendet – wir nehmen den Schmerz nicht mehr wahr. Im medizinischen Fachjargon heißt eine derartige medikamentöse Unterdrückung des Schmerzempfindens Analgesie (an = kein, Algesie = Schmerz). Durch die medikamentöse Blockade der Schmerzweiterleitung wird jedoch nicht die Ursache des Schmerzes beseitigt, sondern lediglich das Schmerzgefühl unterdrückt, das eine Krankheit oder Verletzung begleitet.

Viele Jahre verstand man nicht, warum der menschliche Organismus überhaupt über „Andockstellen" für die körperfremden Opiate verfügt. Woher sollte er wissen, dass es diese schmerzstillenden Verbindungen in der Natur gibt und die passenden molekularen Schlösser für Extrakte der Mohnpflanze bereithalten? Erst im Jahre 1975 konnte dieses Rätsel gelöst werden, als man *körpereigene* Opiate im Zwischenhirn von Schweinen fand und wenige Jahre später diese auch beim Menschen nachweisen konnte. Diese natürlichen „Schmerzkiller", deren wichtigster Vertreter die Beta-Endorphine sind, kann unser Körper selbst bilden; sie werden bei Verletzungen und Erkrankungen ausgeschüttet. Die Folge: Die Schmerzwahrnehmung wird auf ganz natürliche Weise unterdrückt.

Die Endorphine sind in ihrer chemischen Struktur den Opiaten sehr ähnlich und unterbinden die Schmerzweiterleitung in exakt der gleichen Weise wie die körperfremden Schmerzmittel. Dies ist auch der Grund für die Namensgebung der körpereigenen „Schmerzhemmer“: Das Wort „Endorphine“ leitet sich von endogenen Morphinen ab (endo = von innen „zugeführt“, Endorphine bedeutet also: „von innen zugeführte Morphine“). Und die körpereigenen Schmerzkiller können sich mehr als nur mit den künstlichen Schmerzmitteln messen: Beta-Endorphine sind bis zu 50-mal stärker wirksam als Morphium; ein anderes körpereigenes Opioid, das Dynorphin, sogar 500-mal.

Doch was kann es für einen Sinn haben, dass der Körper sein eigenes Warnsignal – den Schmerz – unterdrückt? Die Antwort ist relativ einfach: Ein starker Schmerz kann derart unangenehm sein, dass wir außerstande sind, irgendeine Tätigkeit auszuüben. Liest man jedoch die Berichte über verwundete Soldaten, die es trotz abgetrennter Gliedmaßen schafften, sich bis ins nächste Lazarett zu schleppen, so fragt man sich, wie dies bei so enormen Schmerzen möglich war. Die Antwort liegt auf der Hand: Die schwere Verletzung löste einen regelrechten „Sturmlauf“ der Endorphine aus, durch den das Schmerzempfinden fast vollständig unterdrückt wurde. Dies ist eine mehr als sinnvolle Körperreaktion. Wenn unser haariger Vorfahre in der Savanne nach einer missglückten Mammutjagd aufgrund seiner Verletzungen den Weg in die sichere Höhle nicht mehr geschafft hätte, dann würde es uns heute womöglich gar nicht geben.

Heute erleben Ärzte und Krankenschwestern, die in Notfallambulanzen arbeiten, dieses Phänomen tagtäglich: Unfallopfer mit starken Verletzungen und großen Wunden werden nicht selten bei vollem Bewusstsein eingeliefert, wirken relativ ruhig und klagen über keinerlei Schmerzen. Der Schmerz stellt sich erst eine Zeit später ein, wenn die Endorphine ihre überlebenswichtige Funktion erfüllt haben.

Endorphine schützen uns als körpereigene Schmerzstiller davor, dass wir vor lauter Schmerzen den Verstand verlieren, und helfen, dass wir auch in lebensbedrohlichen Situationen noch in der Lage sind, lebensrettende Tätigkeiten auszuüben. So gibt es sicherlich nicht wenige Menschen, die den Endorphinen ihr Leben verdanken.

Warum kann eine wirkstofffreie Pille Schmerzen lindern?

Schmerz ist eine Warnmeldung unseres Körpers, die uns mitteilt, dass irgendetwas nicht in Ordnung ist. Hierzu senden die betroffenen Körperregionen eine Nachricht an das Gehirn, das dann analysiert, woher die Schmerzmeldung kommt, und so den Schmerzherd lokalisieren kann (siehe S. 42).

Was passiert aber, wenn verschiedene Schmerzreize gleichzeitig im Gehirn eintreffen? Ganz einfach: In diesem Fall muss sich das Gehirn entscheiden, welchem der eintreffenden Reize es mehr Aufmerksamkeit schenken soll. Und natürlich „siegt" hierbei das stärkere Schmerzreizsignal. Wenn uns Kopfschmerzen plagen und wir uns in den Finger schneiden, sind die Kopfschmerzen sicherlich erst einmal vergessen. Der Schnittwundenschmerz ist stärker als der Kopfschmerz und unser Gehirn beschäftigt sich nun ausschließlich mit der Bewältigung dieser weitaus übleren Schmerzsituation. Dennoch wäre es sicherlich keine empfehlenswerte Möglichkeit, Kopfschmerzen loszuwerden, indem man sich beispielsweise einfach mit dem Hammer kräftig auf den Daumen schlägt.

Man kann allerdings andere, weniger brachiale Methoden anwenden, um die Schmerzwahrnehmung zu überlisten: So schlägt manche Arzthelferin, bevor sie mit der Nadel zusticht, mit der flachen Hand kurz auf den Arm. Während unser Gehirn noch mit der Verarbeitung des „Schmerzklapses" beschäftigt ist, kommt der Nadelstich, den wir nun nicht mehr wahrnehmen, da sich das Gehirn immer noch fragt, was der Klaps eigentlich zu bedeuten hat. Auch die Akupunktur macht sich einen kleinen „Ablenkungstrick" zu Nutzen: Durch die kleinen Nadelstiche werden die körpereigenen „Schmerzkiller", die Endorphine, aus ihren Speichern wachgekitzelt und tragen so zu einer Reduktion der Schmerzwahrnehmung beispielsweise bei Rücken- oder Kopfschmerzen bei (siehe S. 44).

Eine weitere Methode, die Schmerzwahrnehmung zu überlisten, ist – so kurios dies zunächst auch klingen mag – die Verabreichung eines wirkungslosen Scheinmedikaments. Dieser Placeboeffekt, also die Wirkung von Präparaten, die gar keinen Wirkstoff enthalten, war lange Zeit ein Rätsel für die Wissenschaft. Wie kann die Einnahme von „Nichts" dazu führen, dass ein Patient beispielsweise plötzlich keine Schmerzen mehr empfindet?

Die Antwort auf diese Frage haben nun amerikanische Wissenschaftler gefunden: Der Glaube, ein schmerzlinderndes Mittel erhalten zu haben, animiert das Gehirn zur Produktion von Endorphinen. Um diese Endorphinthese bei der Verabreichung von Scheinmedikamenten zu überprüfen, erzeugten die Forscher bei gesunden Versuchspersonen künstlich Schmerzen, indem sie ihnen eine Salzlösung in den Kiefermuskel spritzten. (Wie man die Versuchspersonen überzeugen konnte, an diesem doch eher unangenehmen Experiment teilzunehmen, ist nicht überliefert.)

Ein paar Minuten später erklärten die Wissenschaftler den Probanden, sie würden nun ein Schmerzmittel erhalten. In Wahrheit wurde den Testpersonen jedoch lediglich ein völlig wirkstofffreies Scheinmedikament verabreicht.

Gleichzeitig untersuchten die Forscher die Gehirnaktivitäten der Versuchsteilnehmer mithilfe eines Gehirnscanners, wobei sie die erstaunliche Entdeckung machten, dass nach Einnahme des Scheinmedikamentes verstärkt Endorphine im Gehirn der Probanden freigesetzt wurden. Und tatsächlich berichteten die Probanden von einer deutlichen Abnahme ihrer Schmerzen. Hierbei war die wahrgenommene Schmerzlinderung umso stärker, je höher die Aktivität des Endorphinsystems im Gehirn der Versuchsteilnehmer war.

Allein die Vorstellung, ein Schmerzmittel erhalten zu haben, kann somit ganz offensichtlich „Endorphinberge" versetzen. Allerdings nur dann, wenn man auch wirklich an die Schmerzlinderung der „Zuckerpille" glaubt.

Warum sind wir nach einem Bungee-Sprung nicht zurechnungsfähig?

Angst, vor allem in Zusammenhang mit einem Nervenkitzel, kann durchaus Spaß machen. Vielleicht nicht unbedingt zu Beginn, aber oftmals dann, wenn wir eine nervenzerreißende Situation mit Bravour gemeistert haben. Warum sonst sollten sich Menschen freiwillig aus einem Flugzeug stürzen und auf das Öffnen eines Fallschirms in ihrem Rucksack vertrauen oder sich in eine Achterbahn mit Vierfach-Looping setzen? Aber warum kann eine körperliche Belastung mit all ihren unschönen Begleiterscheinungen Spaß machen? Zur Beantwortung dieser Frage wollen wir uns kurz nach Österreich begeben.

Stellen wir uns einmal vor, wir stehen auf der Europabrücke in Tirol. Unter uns befindet sich nichts außer einer grünen Wiese, von der uns exakt 192 Höhenmeter trennen. Wir tragen einen Gurt, an dem ein elastisches Seil befestigt ist. Wir starren nach unten, unsere Knie sind butterweich, unser Herz rast wie wild und unsere Hände sind klatschnass vor Aufregung. Dann, auf „eins, zwei, drei", stürzen wir uns in die Tiefe. Der Fall ins Nichts! Eine Schrecksekunde, die natürliche Angst vor dem Fall. Und dann fühlen wir uns auf einmal unbeschreiblich frei. Wir fallen mit einer Geschwindigkeit von etwa 100 km/h, und nach fünf Sekunden katapultiert uns das Bungee-Seil kurz vor dem Boden wieder schlagartig nach oben. Unser Atem scheint kurz auszusetzen, dann schießen enorme Mengen Sauerstoff in unsere Lungen. Wir schreien vor Angst und Glück zugleich. Haben wir wieder sicheren Boden unter den Füßen, sind wir unfähig ruhig zu stehen, stammeln nur noch wirres Zeug, lachen und schauen immer wieder ungläubig nach oben. Wir haben es tatsächlich getan und wollen nun jeden davon überzeugen, dass wir noch nie etwas Schöneres erlebt haben.

Na, haben Sie – allein beim Lesen – feuchte Hände bekommen? Es hört sich ganz so an, als hätten wir eine Droge genommen, die uns in diesen absoluten Rauschzustand versetzt hat. Doch die Ursache für diese euphorische Stimmung war keine künstliche Droge, sondern ein Rauschmittel, das unser Körper selbst produzieren kann: die Endorphine.

Vor unserem imaginären Bungee-Sprung haben wir zunächst die Wirkungen des „Stress- und Angsthormons“ Adrenalin erlebt, denn vor dem freien Fall macht sich – zumindest beim ersten Mal – Angst in unserem Körper breit. Kurz vor dem Sprung hat der Adrenalinspiegel seinen Höchstwert erreicht, was sich deutlich bemerkbar macht: Das Herz rast, der Atem geht heftig, die Hände werden feucht – also Panik pur. Doch bereits kurz nach dem Sturz in die Tiefe wird das Adrenalin von den Endorphinen verdrängt, die nun das Heft in die Hand nehmen und Regie über unseren Gefühlshaushalt führen. Diese körpereigenen molekularen Schmerzkiller lassen uns nicht nur unsere Schmerzen vergessen, sondern können uns auch in einen geradezu euphorischen Rauschzustand versetzen.

Um dies wissenschaftlich zu belegen, stürzten sich Freiwillige im Dienste der Wissenschaft zum ersten Mal in ihrem Leben an einem Bungee-Seil in die Tiefe. Wieder am Boden angekommen, zeigten die Testspringer Endorphinpegel, die um bis zu 200 % höher waren als vor dem Sprung. Abgesehen davon waren sie derart aufgekratzt, dass sie mit einem mehr als seligen Gesichtsausdruck durch die Gegend liefen und kaum ansprechbar waren. Die massive Endorphinausschüttung hatte die Brückenspringer eine Zeit lang regelrecht „high“ gemacht.

Die berauschende Wirkung der Endorphine lässt sich leicht erklären: Besonders viele Andockstellen für Endorphine befinden sich unter anderem im Gehirn in denjenigen Regionen, die entscheidend an der Entstehung von angenehmen Gefühlen beteiligt sind. Durch die Endorphinfreisetzung werden die hier sitzenden Nervenzellen aktiviert und so ein berauschendes Glücks- und Hochgefühl unter unserer Schädeldecke ausgelöst. Bei den Endorphinen liegen Schmerz und Lust somit tatsächlich sehr eng beieinander.

Warum kann Marathonlaufen nicht wirklich süchtig machen?

Ausdauersportler wie Langstreckenläufer unter Ihnen kennen sicherlich dieses Gefühl: Nach einer gewissen Zeit fangen die Füße an zu schmerzen und Sie fühlen sich körperlich völlig erschöpft und ausgelaugt. Eigentlich möchten Sie jetzt am liebsten aufhören und zum Auto zurückkehren. Doch mit einer kurzen zeitlichen Verzögerung stellt sich plötzlich ein Zustand des absoluten Glücks ein, und man hat das Gefühl, noch Stunden weiterlaufen zu können.

Auch hier steht zunächst eine körperliche Anspannung oder Erschöpfung vor dem Erleben des Endorphin-Kicks. Wer zu früh aufgibt und sich im Moment der totalen Ermüdung nicht weiterquält, dem bleibt der Genuss der berauschenden Endorphinwirkung vorenthalten. Fast ist es so, als hätte diese biologische Hürde ihre Absicht, nach dem Motto: „Ohne Fleiß kein Preis".

Die Lust auf den „Endorphinrausch" kann nach einiger Zeit nur noch durch immer anstrengendere Herausforderungen befriedigt werden. Hat man einen Marathonlauf einige Male mühelos gemeistert, dann muss ein Triathlon her, damit die Dosis der körpereigenen Glücksdroge gesteigert wird und die Endorphinwirkung wieder spürbar ist. Und genau hier liegt die Gefahr der Endorphine: Durch die schmerzstillende und gleichzeitig euphorisierende Wirkung nimmt der Sportler die Erschöpfungssignale seines Körpers nicht mehr wahr, was zu plötzlichen Kreislaufzusammenbrüchen bis hin zum Herztod führen kann. Diese Endorphinwirkung ist möglicherweise auch dem griechischen Meldeläufer Phidippides vor 2500 Jahren zum Verhängnis geworden, als er von Marathon nach Athen lief, um die Nachricht vom Sieg der Griechen über die Perser zu überbringen. Unmittelbar nach seiner Ankunft brach er vor Erschöpfung tot zusammen.

Doch kann man von den körpereigenen Endorphinen ebenso süchtig werden wie von Morphium, dessen Einnahme sehr schnell in eine starke Abhängigkeit führen kann? Die Antwort lautet eindeutig „Nein", und der Grund hierfür liegt in der chemischen Struktur der körpereigenen Rauschmittel. Die vom Körper produzierten Endorphine werden, nachdem sie ihre Wirkung entfaltet haben, umgehend von bestimmten Enzymen zerstört. Bereits nach fünf Minuten ist die Hälfte der kurzlebigen Endorphine wieder abgebaut. Daher ist der körpereigene Endorphinrausch nur von sehr begrenzter Dauer, sodass sich eine starke Abhängigkeit von den Endorphinen erst gar nicht entwickeln kann.

Unser Körper hat also vorgesorgt: Nach einer anstrengenden oder aufregenden Tätigkeit werden wir zwar kurzfristig mit einem Endorphinrausch belohnt, eine dauerhafte Abhängigkeit von den körpereigenen Glücksmolekülen lässt er allerdings nicht zu.

Warum sind manche Menschen so scharf auf Chili?

Mögen Sie Chili? Ich habe zwei Freunde, die nicht genug von dem scharfen Zeug bekommen können. Jedem anderen fließt der Schweiß aus allen Poren und brennt es mehr als fürchterlich in Mund und Gaumen, wenn er auch nur eine kleine Prise des Gewürzes probiert, doch die beiden bedecken ganze Brotaufstriche mit dem scharfen Gewürz und haben ein völlig zufriedenes und glückliches Lächeln auf dem Gesicht, wenn sie in den „Feuerzauber" beißen.

Das Scharfe an Chili ist ein Stoff namens Capsaicin. Diese Substanz ist so scharf, dass man 1 g davon in 10 000 Litern Wasser immer noch schmecken würde. Das ist auch der Grund, warum Capsaicin in Pfeffersprays zur Verteidigung gegen Überfälle und Angriffe enthalten ist. Stellt sich also die Frage, warum manche Menschen – im wahrsten Sinne des Wortes – so scharf auf Chili sind, wenn man sogar Angreifer damit in die Flucht schlagen kann.

Zunächst einmal: Capsaicin wirkt nicht auf die Geschmacksnerven, was erklärt, warum man beim Verzehr von Chili nicht völlig den Geschmack verliert. Vielmehr reizt das Capsaicin die Schleimhäute und aktiviert Rezeptoren in Mund und Gaumen, die normalerweise auf Hitze ansprechen. Was wir beim Verzehr von Chili als Schärfe empfinden, ist somit tatsächlich ein Schmerzreiz, genauer gesagt ein Hitzeschmerz. Die Folgen hiervon können Rötungen, heftiges Brennen und sogar Entzündungen sein. Forscher fanden auch heraus, dass die Rezeptoren, die auf Capsaicin ansprechen, temperaturempfindlich sind und der Schmerzeffekt des Capsaicins deutlich vermindert ist, wenn das Essen nicht mehr so heiß ist. Das ist der Grund, warum beispielsweise Chili con Carne weniger scharf schmeckt, wenn es kalt gegessen wird.

Wie in allen Schmerzsituationen reagiert der Organismus auch auf den Chili-Schmerz, indem er körpereigene Schmerzkiller, die Endorphine, ausschüttet. Diese machen nicht nur die „Schärfe" erträglicher, sondern auch ein wenig „high" (siehe S. 47). Kein Wunder also, dass es Menschen gibt, die regelrecht süchtig nach scharfem Essen sind .

Der häufige Verzehr von Chili führt allerdings dazu, dass die Schmerzrezeptoren immer unempfindlicher werden. Deshalb reagieren Menschen in Ländern, in denen viel mit Chili gekocht wird, nur noch wenig auf die „Schärfe". Für unerfahrene Chili-Esser empfiehlt sich der Verzehr von Käse, Milch und vor allem Joghurt als Gegenmittel zur Linderung des „Chili-Schmerzes". Durch diese Nahrungsmittel wird das Capsaicin von Gaumen und Zunge gelöst und so die Schmerzen erträglicher. Wasser ist hingegen völlig ungeeignet, den „Brand" zu löschen.

Überstanden oder erfolgreich bekämpft, spüren wir den Feuerzauber des Chilis beim Austritt aus dem Körper oftmals erneut, was Liebhaber der scharfen Küche sicher bestätigen können. Nicht umsonst heißt es: „Guter Pfeffer brennt zweimal", wobei der zweite „Auftritt" des Chilis weit weniger berauschend ist als der erste.

Mann und Frau – der „kleine" hormonelle Unterschied

Warum spielen Jungs gern mit Bauklötzen?

Bei einer Befruchtung wird durch die Verschmelzung von Ei- und Samenzelle das genetische Geschlecht des ungeborenen Kindes festgelegt. Liegt eine XY-Chromosomenkombination vor, dann wird sich später ein Junge im Mutterleib entwickeln, bei einem XX-Chromosomensatz ein Mädchen. In den ersten zwei Schwangerschaftsmonaten sind wir im Mutterleib jedoch alle gleich – und zwar weiblich. Denn erst zwischen der achten und zehnten Schwangerschaftswoche nehmen die Sexualhormone ihre Tätigkeit auf und leiten die eigentliche Geschlechtsentwicklung ein. Die biblische Vorstellung, dass Eva aus Adams Rippe gemacht wurde, stellt sich somit aus hormoneller Sicht genau umgekehrt dar.

Bei einem (männlichen) XY-Chromosomensatz produziert der Fötus ab dem zweiten Schwangerschaftsmonat verstärkt das Sexualhormon Testosteron und leitet so die hormonelle Programmierung zum Jungen ein. Ein heranreifender Bube wird nun von bis zu zehnmal größeren Mengen an Testosteron überschwemmt, als dies bei weiblichen Föten der Fall ist. Diese hohe Testosteronkonzentration sorgt vor allem für die Entwicklung der männlichen Geschlechtsorgane. So bilden sich unter Einfluss des Hormons Prostata, Hoden und Penis, und jetzt kann man auch auf dem Ultraschallbild erkennen: „Es wird ein Junge!"

Und noch etwas Erstaunliches passiert in dieser Zeit im Bauch der Schwangeren: Durch die hohe Testosteronausschüttung im männlichen Fötus wird das Wachstum der rechten Gehirnhälfte angekurbelt, wodurch die linke Hälfte etwas ins Hintertreffen gerät.

In der rechten Gehirnhälfte befindet sich unter anderem das Zentrum für räumliche Wahrnehmung. Die Folgen hiervon werden sich später bei einigen Männern in einem besseren Orientierungssinn und räumlichen Vorstellungsvermögen im Vergleich zu Frauen äußern. So schneiden Männer tendenziell bei Tests besser ab, bei denen angegeben werden soll, was mit einem dreidimensionalen Objekt passiert, wenn man es in verschiedene Richtungen rotiert. Männer wissen auch eher, welcher dreidimensionale Körper einer entfalteten Vorlage entspricht (oder anders: wie die gelben, platt gedrückten Paketpappen der Post als fertig gefaltetes Paket aussehen), und können auch dreidimensionale Puzzles in aller Regel schneller zusammensetzen als Frauen. Wenn Sie also demnächst einen kleinen Jungen fröhlich mit Bauklötzen spielen sehen, dann wissen Sie jetzt, dass er die „männliche" Fähigkeit des räumlichen Denkens einsetzt und weiter perfektioniert. Diese männliche Begabung könnte auch der Grund sein, warum es deutlich mehr männliche Architekten und Ingenieure als weibliche gibt.

Ferner weiß man, dass sich Männer eher anhand geometrischer Anhaltspunkte und Himmelsrichtungen orientieren, Frauen hingegen stärker anhand bestimmter optischer Merkmale wie einer Bäckerei an der Straßenkreuzung oder einem auffälligen Vorgarten. Dieser kleine Unterschied in Sachen Orientierungshilfen zeigt sich nicht selten bei einer Autofahrt und dem ewigen Streit, ob die gesuchte Straße nun rechts oder links liegt. Und hier haben, trotz der größeren rechten Gehirnhälfte des Mannes, dennoch oft die Frauen, wenn auch nicht selten rein intuitiv, Recht.

Die erste (pränatale) Testosterondusche seines Lebens im Mutterleib bekommt der heranwachsende Mann noch nicht mit. Der zweite Testosteronschub überfällt ihn dafür umso heftiger. In der Pubertät fängt der kleine süße Bengel mit der schönen, hohen Stimme nun einige Tonlagen tiefer zu grummeln an und im Gesicht sprießen die ersten Barthärchen, aber leider daneben viele Pickel. Auch der Körperbau des Jungen verändert sich zusehends; es bilden sich mehr Muskeln und das Gesicht wird kantiger und männlicher. Als wäre das nicht schon genug, fängt nun der Penis an zu machen, was er will, und vor allem wann er will!

Nicht zuletzt prägt das Geschlechtshormon auch das männliche Verhalten. So wird der Männerwelt ja nicht völlig zu Unrecht nachgesagt, dass sie aufgrund ihrer hohen Testosteronwerte von Natur aus dominanter und sexuell schneller erregbar sind als Frauen.

Allerdings hat das Testosteron keinesfalls den Exklusivanspruch, ein rein männliches Hormon zu sein. Auch im Körper einer Frau kreist Testosteron, jedoch in einer etwa 10- bis 20-mal niedrigeren Konzentration als bei ihren männlichen Artgenossen. Dies ist auch der Grund, warum Frauen in Sachen dreidimensionales Vorstellungsvermögen an manchen Tagen durchaus mit Männern mithalten können. So zeigten Untersuchungen, dass sich Frauen zu Beginn ihres Menstruationszyklus deutlich besser in Sachen „räumliches Denken" anstellen. Zu diesem Zeitpunkt ist dic Östrogenkonzentration in ihrem Körper auf ihrem monatlichen Tiefpunkt und folglich der Testosteronspiegel vergleichsweise hoch. Steigt der Östrogenspiegel im Verlaufe des Zyklus langsam an, dann geht es auch mit der räumlichen Vorstellungskraft wieder bergab. Und dann dürfen die Männer wieder alleine mit ihren Bauklötzen spielen.

Warum spielen Frauen gern „Stadt, Land, Fluss"?

Bei einem „Doppelsieg" der X-Chromosomen im Mutterleib sind es die weiblichen Sexualhormone, die Östrogene, welche die äußere Erscheinung und auch das Verhalten der (zukünftigen) Frau beeinflussen. Zu diesen Hormonen, von denen es mehr als 30 verschiedene Arten gibt, zählen das Östradiol, das Östron und das Östriol. Im zwischengeschlechtlichen „Östrogenvergleich" haben die Frauen eindeutig die Nase vorn: Die Östrogenkonzentration ist bei Frauen rund viermal höher als bei Männern.

Im Vergleich zu heranreifenden Jungen wird ein weiblicher Fötus nach einem biologischen Programm mit deutlich weniger Testosteron überschüttet. Durch das Ausbleiben des „männlichen" Testosteronschubs beginnen sich ab der zehnten Schwangerschaftswoche bei weiblichen Föten die Eileiter, Gebärmutter und Vagina auszubilden. In dieser Zeit bilden sich auch die ersten Eizellen. Nur ein ganz kleiner Teil der während der Entwicklung des Ungeborenen im Mutterleib gebildeten Eizellen wird allerdings später ausreifen, und ein noch kleinerer Teil wird vielleicht eines Tages befruchtet werden, um ein neues Leben entstehen zu lassen.

Auch das Gehirn der heranreifenden Frau bleibt von den Hormonwirkungen im Mutterleib nicht verschont. Da das weibliche Gehirn mit deutlich weniger Testosteron überschüttet wird, sind bei Frauen beide Gehirnhälften etwa gleich groß und *nicht* die linke kleiner als die rechte wie bei Männern. Hierdurch haben Frauen im zwischengeschlechtlichen Vergleich einen kleinen Nachteil, was das räumliche Denken und den Orientierungssinn betrifft. Aber dies ist kein Grund für einen Mann, sich zu freuen, denn Frauen haben andere Talente, die sie ihrer etwas anderen Gehirnstruktur verdanken.

So sind bei Frauen die beiden Gehirnhälften besser miteinander verkabelt, was einen schnelleren Informationsaustausch und ein schnelleres Hin- und Herschalten zwischen den beiden Gehirnteilen ermöglicht. Dies könnte erklären, warum Frauen zum Beispiel Sprache nicht nahezu ausschließlich in der linken Gehirnhälfte verarbeiten wie die meisten Männer, sondern auch die rechte Gehirnhälfte hierzu nutzen. Und das wäre doch eine amüsante Erklärung dafür, warum Frauen mehr reden als Männer. In einer Studie hat die englische Soziologin Dianne Hales das Sprachverhalten der Geschlechter untersucht und herausgefunden, dass Frauen mit 23 000 Wörtern am Tag fast doppelt so viel sprechen wie Männer.

Fest steht, dass Frauen gegenüber Männern einen Vorteil im Bereich der verbalen *Flüssigkeit* haben. So fällt es ihnen zum Beispiel leichter, in kurzer Zeit möglichst viele Wörter mit einem bestimmten Anfangsbuchstaben aufzuzählen. Wenn Sie ein Mann sind und das nächste Mal bei „Stadt, Land, Fluss" gegen eine Frau verlieren, dann kennen Sie jetzt den Grund: Die Östrogene sind schuld!

Durch den raschen Austausch zwischen den beiden Gehirnhälften fällt Frauen zudem das Erlernen von Fremdsprachen und – die Männer werden jetzt die Hände über dem Kopf zusammenschlagen – das Formulieren schwieriger Zusammenhänge leichter als den Herren der Schöpfung.

Vielleicht ist der schnellere Datenaustausch zwischen den beiden Gehirnhälften einer Frau ja auch der Grund, warum Frauen, im Gegensatz zu Männern, mehrere Dinge gleichzeitig tun können. Oder kennen Sie einen Mann, der während eines Telefonates auch noch die Nachrichten im Fernsehen verfolgen und in einer Zeitschrift blättern kann?

Im Alter von etwa acht Jahren werden dann die Geschlechtshormone eines Mädchens erneut aktiv, da die Eierstöcke nun über eine Reihe von Folgereaktionen dazu angeregt werden, verstärkt Östrogene zu produzieren. Mit der Bildung und Ausschüttung der Östrogene in die Blutbahn verändert sich nun auch das Aussehen des Mädchens: Die Brüste wachsen und das Becken weitet sich, während die Taille schmal bleibt (siehe S. 70).

Der Beginn der Pubertät wird auch vom Körpergewicht des Mädchens beeinflusst. Da sich Östrogene mit Vorliebe in Fett einlagern, haben Mädchen mit einem hohen Körpergewicht mehr Östrogene im Körper, wodurch bei ihnen die Menstruation früher einsetzt als bei schmächtigen Mädchen.

Auch mit einer östrogenbedingten Wassereinlagerung werden die jungen Frauen fortan immer wieder zu kämpfen haben, nämlich dann, wenn die Östrogene in der Mitte des weiblichen Menstruationszyklus, kurz vor dem Eisprung, ihren Maximalwert erreichen. Dann kann es durchaus passieren, dass sich die Frauen wie aufgedunsen fühlen und die Ringe nicht mehr von den angeschwollenen Fingern abgehen wollen. Aber dafür können sie ja deutlich mehr und flüssiger sprechen als Männer – ein wenig hormonelle Gerechtigkeit muss schon sein.

Warum kann man an den Händen ablesen, wer ein echter Kerl ist?

Was auch immer sie vom Handlesen im Zusammenhang mit Wahrsagen halten, es wird sie erstaunen, was man Interessantes von den Händen ablesen kann. Genauer: von den Fingern. Werfen Sie einmal einen Blick auf Ihre Finger, ganz besonders auf das Längenverhältnis von Zeigefinger zu Ringfinger. Ist der Zeigefinger deutlich kleiner, nur ein bisschen kleiner als der Ringfinger oder sind beide Finger etwa gleich lang? Gut, dann lesen Sie weiter.

Etwa ab der achten Schwangerschaftswoche nehmen die Geschlechtshormone ihre Tätigkeit auf. Bei einer männlichen Chromosomenkombination wird der Fötus nun von Testosteron geradezu überflutet, was dazu führt, dass ein Junge mit all den typisch (männlichen) Merkmalen heranwachsen wird. Bei einem weiblichen Chromosomensatz bleibt das Ungeborene jedoch von einer starken Testosterondusche weitestgehend verschont. Im Körper einer Frau werden daher später die weiblichen Geschlechtshormone, die Östrogene, dominieren.

Die Stärke der Testosteronausschüttung im Mutterleib bewirkt etwas Erstaunliches: Sie beeinflusst auch das Wachstum der Finger. Hierbei gilt die Faustregel: Je kürzer der Zeigefinger im Vergleich zum Ringfinger, umso mehr Testosteron hat der Fötus abbekommen. Das Längenverhältnis von Zeige- zu Ringfinger ist somit ein Hinweis auf das Testosteron/Östrogen-Verhältnis, dem wir im Mutterleib ausgesetzt waren und das sich interessanterweise auch in der weiteren Entwicklung so gut wie nicht mehr ändert. Es liegt also buchstäblich auf der Hand, dass Männer in aller Regel einen längeren Ringfinger im Vergleich zum Zeigefinger haben.

Das Längenverhältnis zwischen Zeige- und Ringfinger wird wissenschaftlich als D2-zu D4-Verhältnis bezeichnet (Das „D" steht hierbei für die Abkürzung des englischen Wortes für Finger = Digit). Bei Männern ist der Ringfinger (D4) tendenziell länger als der Zeigefinger (D2) und daher das D2-zu-D4-Verhältnis kleiner als eins. Bei Frauen ist der Fingerkoeffizient entweder gleich eins (bei gleicher Länge von Zeige- und Ringfinger) oder größer als eins, wenn der Zeigefinger den Ringfinger in der Länge überragt. Oder kurz gesagt: Ringfinger = Testosteronfinger, Zeigefinger = Östrogenfinger.

Männer mit einem kleinen D2-zu-D4-Index (also einem Hinweis auf eine hohe Testosteronkonzentration) haben oftmals männlichere Gesichtszüge wie einen kantigen Kiefer und ein ausgeprägtes Kinn. Arnold Schwarzenegger sollte demnach einen deutlich längeren Ringfinger im Vergleich zum Zeigefinger haben – offiziell überprüft hat das aber bisher noch niemand.

Weitere Untersuchungen zeigten, dass Männer mit einem kleinen D2-zu-D4-Index bei sportlichen Wettkämpfen oftmals die Nase vorn haben. Allerdings gibt es auch einen Wermutstropfen für alle Männer mit vergleichsweise langen Ringfingern: Die „Langfinger" sind nicht besonders kommunikativ und weniger sprachbegabt.

Auch bei Frauen lässt sich das Verhältnis der Geschlechtshormone an den Fingern ablesen. Bisher konnte man nachweisen, dass Frauen, bei denen der (Östrogen-) Zeigefinger länger als der Ringfinger ist, oft ein sehr feminines Aussehen haben und besonders fruchtbar sind. Umgekehrt verfügen Frauen mit einem längeren Ringfinger über eine höhere Durchsetzungskraft und sind weniger kommunikativ. Fällt Ihnen etwas auf? Der kleinere Fingerindex ist ein Hinweis auf mehr Testosteron und dies wiederum kann sich in typisch männlichen Eigenschaften wie Durchsetzungsvermögen und Mundfaulheit äußern – ganz offensichtlich auch bei Frauen.

Warum sind Strafverteidiger streitsüchtiger als Staatsanwälte?

Das männliche Sexualhormon Testosteron steht immer wieder im Verdacht, auch für aggressives Verhalten verantwortlich zu sein. Eine Eigenschaft, die ja gern als „typisch männlich" eingestuft wird. Was liegt also näher, als die simple Gleichung aufzustellen „mehr Testosteron = höhere Aggressivität".

Den zweifelhaften Ruf, ein Aggressionshormon zu sein, verdankt Testosteron vor allem einigen Studien aus den 70er-Jahren. Hierbei stellte man fest, dass Schwerverbrecher im Vergleich zur Normalbevölkerung einen erhöhten Testosteronspiegel aufweisen. Diese Feststellung wurde kurzerhand als Beweis für eine „aggressive" Wirkung von Testosteron bewertet. Allerdings konnte diese Beobachtung in weiteren Untersuchungen bisher nicht bestätigt werden. Das wäre ja auch zu schön: Alle Menschen müssten zur Testosteronbestimmung, und die bösen Buben mit einem hohen Testosterongehalt im Blut direkt ab ins Gefängnis. Wie friedlich wäre dann unsere Welt! Was ist also tatsächlich dran an der Behauptung, dass sich ein erhöhter Testosteronspiegel in einem gesteigerten Aggressionsverhalten äußert?

So viel vorab: Das männliche Geschlechtshormon unterstützt zwar aggressives Verhalten, indem es die notwendigen Energien für ein angriffslustiges Auftreten und Gebaren mobilisiert, die alleinige Ursache von Aggressionen ist Testosteron jedoch definitiv nicht.

Aber fangen wir zunächst bei den Tieren an: Bei Pavianen existiert eine Rangordnung, in der ein dominantes, aggressives Männchen die Sippe anführt. Bei diesem „Chef der Truppe" kann man einen veränderten Testosteronabbau im Vergleich zu den anderen Hordenmitgliedern feststellen. Setzt man Paviane unter Stress, dann *sinkt* bei ihnen der Testosteronspiegel, während die Stresshormonpegel ansteigen. Einzige Ausnahme: Beim dominanten Anführer, dem Alphamännchen, *steigt* der Testosteronspiegel in der akuten Stresssituation deutlich an und fällt erst nach etwa einer Stunde wieder auf seinen Normalwert ab. Hier zeigt sich also, dass der Testosteronspiegel durchaus im Zusammenhang mit Dominanz steht: Wer die Sippe anführt, der wird bei Gefahr deutlich stärker durch Testosteron aufgeputscht als seine Gefolgsleute. Und wer mit Testosteron vollgepumpt ist, kann sich jetzt (zumindest körperlich) besser durchsetzen und so seiner Rolle als Führungsperson auch gerecht werden.

Was das betrifft, unterscheiden wir uns nicht von den Affen: Auch beim Menschen hat Testosteron eine aufputschende Wirkung. So konnte gezeigt werden, dass der Testosteronspiegel immer dann in die Höhe schnellt, wenn wir uns in einer Wettbewerbssituation befinden. Hierbei gilt, dass der Anstieg umso stärker ist, je mehr wir gefordert werden. So konnte man durch Hormonmessungen zeigen, dass im Blut von Strafverteidigern während einer Verhandlung deutlich mehr Testosteron kreist als bei Staatsanwälten und dass Karrierefrauen höhere Testosteronwerte aufweisen als Hausfrauen.

Sieger werden zudem mit einer Extraportion dieses Powerhormons belohnt. Bei Gewinnern sportlicher Wettkämpfe konnte ein deutlicher Anstieg der Testosteronwerte gemessen werden, während die Testosteronkonzentration bei den Verlierern deutlich sank. Bei diesen Untersuchungen war selbstverständlich ausgeschlossen, dass die erhöhten Testosteronwerte auf die unerlaubte Einnahme testosteronhaltiger Präparate zurückzuführen waren – das Testosterondoping der Sieger hatte einen ganz natürlichen Ursprung. Ein erhöhter Testosteronspiegel ist jedoch nicht nur bei Siegern von athletischen Wettkämpfen zu finden, sondern ganz allgemein, wenn wir einen Wettstreit gewinnen, so auch bei einem Schachturnier.

Interessant ist außerdem, dass es keine Rolle spielt, ob wir einen Sieg tatsächlich einer persönlichen Meisterleistung zu verdanken haben. Dies wurde in einem Experiment nachgewiesen, bei dem man Versuchspersonen gegen einen Computer spielen ließ. Was die Probanden nicht wussten: Der Gewinner stand bereits vor Spielbeginn fest. So überließ man mal dem Versuchsteilnehmer den Sieg, dann wieder dem Computer. Erstaunlich war, dass der Testosteronspiegel immer dann stark anstieg, wenn die Testpersonen das Spiel gewannen, obwohl dies definitiv nicht auf das Können der Teilnehmer zurückzuführen war. Auch bei reinen Glücksspielen wie Münzwerfen konnte ein stärkerer Testosteronanstieg bei den Gewinnern des „Kopf-oder-Zahl"-Spiels beobachtet werden. Die Schlussfolgerung: Es kommt nicht darauf an, ob man tatsächlich aus eigener Kraft gewinnt, sondern nur darauf, ob man sich für den Sieger hält. Allein das Gefühl, gewonnen zu haben, reicht aus, um mit einer Extrapowerdosis des „Siegerhormons" Testosteron belohnt zu werden.

Testosteron fördert somit zwar nicht per se die Aggressivität, sehr wohl aber das dominante Gehabe von „Siegern", das auf die Mitmenschen durchaus aggressiv *wirken* kann. Wer die Elefantenrunde nach der Bundestagswahl 2005 gesehen hat, der weiß, wie sich das äußern kann, und hat einen weiteren Beleg, dass man nicht tatsächlich gewinnen muss, um wie ein Gewinner aufzutreten. Allein der Glaube, gesiegt zu haben, reicht völlig aus!

Warum sind manche Menschen leichter aus der Ruhe zu bringen?

Das männliche Sexualhormon Testosteron hat eine aufputschende Wirkung, die sich in dominantem Gehabe und aggressivem Auftreten äußern kann. Hierbei gilt ganz allgemein: Je höher die Testosteronkonzentration, desto höher ist die Wahrscheinlichkeit eines wutschnaubenden Gebarens – zumindest in Situationen mit Konfliktpotenzial. Da Männer nun einmal von Natur aus mit deutlich mehr Testosteron gesegnet sind als Frauen, liegt es also nahe, den männlichen Zeitgenossen von Hause aus ein höheres Aggressionspotenzial zuzuschreiben. Falsch gedacht – auch Frauen können ganz schön auf den Putz hauen, wenn ihr Testosteronpegel steigt.

Dies konnte in einer US-amerikanischen Studie gezeigt werden, bei der weibliche und männliche Versuchsteilnehmer via Telefon Spenden für einen wohltätigen Zweck sammeln sollten. Für den Erfolgsfall versprach man ihnen als kleine Belohnung eine Kinokarte. Wie so oft in wissenschaftlichen Verhaltensstudien wurden die Versuchsteilnehmer hinters Licht geführt: Tatsächlich bekamen die Probanden die Telefonnummern von zwei eingeweihten Personen, die instruiert waren, eine Spende rigoros abzulehnen. Im Klartext: Die Versuchsteilnehmer konnten sich auch noch so sehr bemühen und überzeugend auftreten, einen spendenwilligen Menschen aufzutun war völlig unmöglich.

Der erste potentielle Spender verhielt sich noch ganz freundlich und gab finanzielle Gründe dafür an, dass er kein Geld spenden könne. Der zweite Kandidat hatte es jedoch in sich. Er wurde angewiesen, den Anrufer mit unverschämten Fragen zu überhäufen und den Spendengrund immer wieder in Frage zu stellen. Kurzum, er spielte einen mehr als unangenehmen Zeitgenossen, der nur ein Ziel hatte: die Versuchsteilnehmer aus der Reserve zu locken und so richtig wütend zu machen. Und das war auch der Teil des Experimentes, der die Wissenschaftler interessierte. Sie maßen unter anderem die Kraft, mit der die erfolglosen Spendensammler nach dem Telefonat mit dem „Stinkstiefel" den Hörer auflegten (genauer gesagt: aufknallten) als Indikator für die Stärke der bei ihnen angestauten Wut.

Die Analyse der Ergebnisse zeigte einen eindeutigen Zusammenhang zwischen dem Testosteronspiegel und dem Aggressionsverhalten der frustrierten Spendensammler. Hierbei fielen vor allem Frauen mit vergleichsweise hohen Testosteronwerten unangenehm auf. Diese Damen ließen die wüstesten Beschimpfungen vom Stapel, nachdem sie das Telefonat mit dem unangenehmen, überaus kritischen Zeitgenossen beendet hatten. „Wissen Sie was, machen Sie mit Ihrem Geld doch was Sie wollen!", war hierbei noch einer der netteren Ausrufe der genervten Damen.

Die gute Nachricht für alle Männer: Bei den männlichen Versuchsteilnehmern konnte in dieser Studie kein Zusammenhang zwischen dem Testosteronspiegel und einem gesteigerten hitzigen Auftreten ermittelt werden. Doch was ihr testosteronbedingtes Streitpotenzial betrifft, sind Männer alles andere als aus dem Schneider. In einer anderen Untersuchung mit 149 Männern konnten kanadische Forscher einen eindeutigen Zusammenhang zwischen dem Testosteronspiegel und der Nervenstärke bei Männern feststellen: Je höher der Testosteronpegel war, desto schneller gingen die Männer an die Decke – zumindest laut ihrer eigenen Einschätzung.

Die Untersuchungen belegen somit, je mehr Testosteron im Körper eines Menschen kreist, umso eher neigt er zu einem streitsüchtigen Verhalten, zumindest dann, wenn man ihn provoziert – ganz egal, ob Mann oder Frau!

Warum kennen Indianer keine Schmerzen?

„Indianer kennen keine Schmerzen!" Wer hat diesen Spruch nicht als Kind gehört, nachdem man sich beim Herumtoben das Knie blutig gestoßen hatte und lauthals zu heulen anfing. Aber warum sollen gerade Indianer keine Schmerzen kennen, und wie sieht das Schmerzempfinden einer Squaw aus?

Italienische Forscher zeigten kürzlich in einer Untersuchung, dass die Geschlechtshormone die Schmerzwahrnehmung beeinflussen können. Hierbei dämpft das „männliche" Geschlechtshormon Testosteron Schmerzen, die „weiblichen" Östrogene steigern hingegen das Schmerzempfinden. Herausgefunden haben die Wissenschaftler dies bei Menschen, die im Rahmen einer Geschlechtsumwandlung Sexualhormone einnahmen.

Bei Männern, die im Verlaufe der Geschlechtsumwandlung während der hierfür notwendigen Hormonbehandlung sowohl „weibliche" Östrogene als auch Substanzen erhielten, die die Bildung der männlichen Geschlechtshormone unterdrücken, klagte knapp ein Drittel im Verlauf der Hormontherapie über zunehmende Schmerzen, insbesondere chronische Kopfschmerzen. Umgekehrt berichteten Frauen, die sich für eine Geschlechtsumwandlung entschieden hatten, während der erforderlichen Testosteronbehandlung über eine deutliche Besserung bestehender Schmerzen.

Testosteron, das wichtigste männliche Hormon, scheint somit eine schmerzdämpfende Wirkung zu haben, die vermutlich auf eine Hemmung der Schmerzweiterleitung im zentralen Nervensystem zurückgeht. Östrogene dagegen blockieren nach Ansicht vieler Wissenschaftler diejenigen Mechanismen, mit denen der Körper Schmerzen dämpft, und führen so zu einem erhöhten Schmerzempfinden.

Die Frage, warum Indianer keinen Schmerz kennen, wäre somit geklärt. Allerdings tappt die Wissenschaft bei den „Squaws" immer noch etwas im Dunklen. Wenn Östrogene die Schmerzwahrnehmung erhöhen, so argumentieren Forscher, ist es verwunderlich, dass viele Frauen während der Menstruation gerade dann am meisten leiden, wenn der Östrogenspiegel seinen Tiefstwert erreicht hat. Umgekehrt weiß man jedoch, dass Mädchen oft über Schmerzen klagen, wenn die Östrogenwerte in der Pubertät langsam ansteigen.

Eine mögliche Erklärung für das östrogenbedingte Schmerzempfinden ist, dass weniger die absoluten Konzentrationen als vielmehr die zyklusabhängigen Schwankungen der Hormone für eine veränderte Schmerzwahrnehmung von Frauen verantwortlich sind. Frauen haben es somit wohl dem stetigen Auf und Ab ihrer Geschlechtshormone zu verdanken, dass sie empfänglicher für Schmerzen sind als ihre männlichen Artgenossen.

Aber es gibt einen Trost für alle Frauen: Das weibliche Geschlecht hat zwar ein größeres Schmerzempfinden als Männer, dafür sind Männer deutlich wehleidiger als Frauen. So lässt schon ein kleiner Schmerz Männer schnell zu kleinen jammernden Wesen werden, die man nur durch Zuspruch und eine große Portion Mitleid beruhigen kann. Indianer kennen somit zwar weniger Schmerzen, in Sachen „Weichei“ liegen sie jedoch weit vor den deutlich tapfereren Squaws. Aber das ist für Frauen sicherlich nichts Neues.

Warum neigen Frauen eher zu Depressionen?

Laut Statistiken weiß man seit langem, dass doppelt so viele Frauen unter Depressionen leiden als Männer. Sie sind vor allem vor der Menstruation, nach einer Geburt oder in der Menopause, in Zeiten also, die von starken Hormonschwankungen begleitet werden, anfällig dafür.

Eine wichtige Rolle bei der Entstehung von Depressionen scheinen die Östrogene zu spielen, die bei Frauen auch unmittelbar Einfluss auf die Konzentration einer Reihe anderer Hormone nehmen. So führt ein Östrogenanstieg zu einer Erhöhung des „Gute-Laune-Boten“ Serotonin und des „Glücksmoleküls“ Dopamin. Sinkt hingegen der Östrogenspiegel, dann folgen ihm Serotonin und Dopamin auf dem Fuße und sinken ebenfalls.

Es ist schon länger bekannt, dass ein Mangel des Gehirnbotenstoffes Serotonin maßgeblich an der Entstehung von Depressionen beteiligt ist (siehe S. 22). Weiterhin ist bekannt, dass das Gehirn einer Frau etwa nur die Hälfte der Serotoninmenge eines männlichen Gehirns produziert. Somit ist durchaus denkbar, dass der sinkende Östrogenspiegel beispielsweise nach der Menopause über ein hieran gekoppeltes Absinken der Serotoninkonzentration eine Depression auslösen kann. Dies ist nicht zuletzt der Grund, warum Frauen nach der Menopause oft eine Hormonersatztherapie erhalten. Durch die zusätzliche Einnahme von Hormonen kann der Botenstoffhaushalt oftmals wieder auf Vordermann gebracht und eine mögliche Anfälligkeit für eine Depression vermindert werden. Um gravierende Nebenwirkungen auszuschließen, sollte diese Hormonsubstitution allerdings nur unter ärztlicher Kontrolle geschehen.

Der amerikanische Psychiater Mark George vom National Institute of Mental Health in Bethesda bei Washington begab sich ebenfalls auf die Suche nach den Ursachen der geschlechtsspezifischen Unterschiede bei der Häufigkeit von Depressionen. Hierzu untersuchte er die Gehirnaktivitäten von Frauen und Männern, während diese an ein besonders erschütterndes Ereignis in ihrem Leben dachten, wie den Tod eines geliebten Menschen, einen schweren Unfall oder eine Scheidung.

Bei beiden Geschlechtern wurde durch die unangenehmen Erinnerungen das Gefühlszentrum im Gehirn aktiviert. Allerdings war die hierbei angeschaltete Gehirnregion bei Frauen achtmal größer als bei den Männern. Es scheint, dass Frauen eine deutlich stärkere emotionale Anteilnahme, Einfühlungsvermögen und Mitgefühl aufweisen als Männer. Diese eher weiblichen Eigenschaften, die ja auch oft als Klischee der Geschlechtsunterschiede herhalten müssen, scheinen somit eine mögliche Erklärung für die größere Anfälligkeit von Frauen für Depressionen zu sein.

Warum können Frauen nie genug Streicheleinheiten bekommen?

Berührungen sind der Schlüssel zur Zärtlichkeit und eine wichtige Ausdrucksform menschlicher Zuneigung. Wir geben uns die Hand zur Begrüßung, nehmen Freunde in den Arm und streicheln die Menschen, die wir lieben. Nach zärtlichen Berührungen können wir geradezu süchtig werden. Sind wir verliebt, dann treibt es uns immer wieder in die Arme des Menschen, der unser Herz erobert hat, und wir würden diesen am liebsten nie wieder loslassen. Jeder Körperkontakt und jede Streicheleinheit versetzt uns in einen sinnlichen Rausch, verbunden mit einem absoluten Glücksgefühl.

Nun stellt sich die Frage, warum insbesondere Frauen nie genug Streicheleinheiten bekommen können, Männer hingegen etwas weniger sensibel auf sanfte Berührungen reagieren.

Die durch zärtliche Berührungen ausgelösten Empfindungen werden über unser größtes Sinnesorgan vermittelt: die Haut. Neben ihrer Funktion als lebenswichtiges Schutzorgan ist die Haut auch eine „direkte Leitung" zu unserer innersten Gefühlswelt. Auf 1 cm^2 Haut befinden sich neben mehreren Millionen Hautzellen etwa 3000 Sinneszellen, über die wir Berührungsreize aufnehmen. Erfassen diese Sinneszellen zärtliche Streicheleinheiten, werden chemische Botenstoffe „wachgekitzelt", die unseren ganzen Körper durchströmen und uns dieses angenehme Gefühl der Zufriedenheit vermitteln. Da die Haut von Männern etwa 20 % dicker ist als die von Frauen, sind Männer schon rein physikalisch etwas weniger empfänglich für zärtliche Berührungen.

Zu den wichtigsten Vertretern der „Streichelhormone" zählt ein Botenstoff, genauer gesagt ein Peptid, namens Oxytocin. Der „Streichelwirkung" von Oxytocin kam man zunächst durch Studien an Ratten auf die Schliche: Durch tägliches sanftes Massieren wurden die Ratten derart stark beruhigt, dass sogar eine Operation ohne Narkose bei ihnen möglich war. Im Blut der Tiere fand man eine Anhäufung von Oxytocin, das durch die täglichen Berührungsreize vermehrt ausgeschüttet wurde.

Auch beim Menschen stimuliert Streicheln und Massage die Oxytocinproduktion. Das „freigestreichelte" Oxytocin stiftet ein behagliches Gefühl der Verbunden- und Geborgenheit und macht uns sensibler für weitere Berührungen. Da die Oxytocinrezeptoren von Frauen fünfmal empfindlicher sind als die von Männern, kommen Frauen eindeutig leichter in den Genuss dieser angenehmen Hormonwirkung.

Die Intensität der Hormonwirkung hängt auch maßgeblich von der Art der Berührung ab. Ein freundschaftlicher Klaps auf den Rücken erzeugt ein kurzes Wohlbefinden. Die Streichelorgie unter Liebenden erzeugt hingegen einen wahren „Oxytocinsturm des Glücks". Forscher haben herausgefunden, dass sich ein besonders angenehmes Gefühl einstellt, wenn wir etwa 40-mal pro Minute gestreichelt werden. Bei dieser „Streichelfrequenz" entstehen besonders große Mengen von Wohlfühlhormonen. Mit diesem Rhythmus streicheln wir auch rein intuitiv Kinder und Tiere. Aber wer schaut schon auf die Uhr, wenn er jemanden zärtlich streichelt?

Ein weiterer Faktor, der die Sensibilität der Haut und somit die Empfänglichkeit für zärtliche Berührungen beeinflusst, sind die Sexualhormone, allen voran die Östrogene. Da Frauen bekanntermaßen einen deutlich höheren Östrogenspiegel als Männer haben, wird bei ihnen die angenehme, beruhigende Wirkung des Oxytocins durch die hohen Östrogenwerte weiter potenziert. So ist es auch kein Wunder, dass Frauen vor allem an ihren fruchtbaren Tagen, wenn die Östrogenkonzentration ihren körperlichen Höchstwert erreicht hat, zärtliche Kuschelstunden ganz besonders lieben.

Und noch etwas hat man herausgefunden: Zärtliche Berührungen haben auch bei Menschen eine beruhigende Wirkung. In einem wissenschaftlichen Experiment mussten 77 Frauen vor einem ihnen unbekannten Gremium ein Vorstellungsgespräch führen, bei dem sie mit fiesen Fragen drangsaliert wurden und anschließend noch Rechenaufgaben im Kopf lösen mussten. Als wäre das nicht schon genug: Die Damen standen ganz allein im Scheinwerferlicht und wurden gefilmt – stressreicher kann eine Befragung wohl kaum ablaufen!

Wurde den Frauen während dieses Albtraum-Interviews von ihrem Partner der Nacken massiert, schlug ihr Herz ruhiger, die Hände zitterten weniger, ihr Gesicht behielt eine rosigere Farbe, der Anstieg des Stresshormons Cortisol war vergleichsweise gering und der Oxytocinspiegel deutlich erhöht. Frauen, die nicht in den Genuss einer wohltuenden, beruhigenden Partnermassage kamen, zeigten deutlich nervösere Reaktionen und schnitten auch bei dem Interview wesentlich schlechter ab.

Zärtliche Streicheleinheiten fühlen sich somit nicht nur sehr schön an, sie können bei Frauen sogar in unangenehmen Situationen wie Medizin wirken. Kein Wunder, dass vor allem Frauen nie genug Streicheleinheiten bekommen können.

Warum dürfen manche Frauen ungestraft Verbrechen begehen?

„Mensch, was bist du schlecht gelaunt. Kriegst du wieder deine Tage?" Eine Frage, die jede Frau sicherlich schon das eine oder andere Mal über sich ergehen lassen musste. „NEIN! Wie kommst du darauf, du Blödmann!", ist in aller Regel die Antwort, die man als Mann darauf erntet. Ja, wie kommen die Männer eigentlich darauf?

Der weibliche Zyklus unterliegt starken hormonellen Schwankungen, die in erster Linie durch das Auf und Ab der Sexualhormone bestimmt werden. Aber auch der körpereigene Serotoninhaushalt einer Frau verändert sich zyklusabhängig. Serotonin ist eine Art molekulares Stimmungsbarometer: Sinkt der Serotoninpegel im Gehirn, dann geht es auch mit unserer Laune bergab (siehe S. 22). Nach dem Eisprung sinkt der Serotoninspiegel im Körper der Frau langsam ab, um kurz vor der Menstruation seinen zyklusabhängigen Tiefststand zu erreichen. Zusammen mit den Östrogen- und Progesteronschwankungen im Verlauf des weiblichen Zyklus gilt dieser Serotoninmangel als eine Ursache für das so genannte Prämenstruelle Syndrom (kurz: PMS).

Das Prämenstruelle Syndrom lässt sich als eine Vielzahl körperlicher und seelischer Veränderungen definieren, die zwei bis sechs Tage vor der Menstruation beginnen und unmittelbar mit dem Einsetzen der Periode verschwinden. Die Beschwerden des PMS sind also etwas anderes als die eigentlichen Menstruationsbeschwerden. Dies macht allein der Begriff „prämenstruell" deutlich: „prä" bedeutet *vor* (= prä) dem Einsetzen der Monatsblutung. Das PMS tritt also an den „Tagen vor den Tagen" auf. Die oben zitierte Frage darf somit nicht lauten: „*Hast* du deine Tage?", wie vielfach zu hören ist, sondern „*Bekommst* du deine Tage?"

Bis zu 30 % aller Frauen leiden unter dem prämenstruellen Syndrom, wobei die Beschwerden ab dem 30. Lebensjahr häufiger auftreten als davor. Bei etwa 5 % der Frauen sind die Beschwerden sogar äußerst stark ausgeprägt.

Dem prämenstruellen Syndrom lassen sich mehr als 100 verschiedene Beschwerdebilder zuordnen. So klagen hiervon betroffene Frauen unter anderem über körperliche Beschwerden wie ein Anschwellen der Knöchel und Finger, Völlegefühl, Kopfschmerzen, Übelkeit, Hitzewallungen und Unterleibsbeschwerden. Zu den seelischen Auswirkungen dieser hormonellen Verstimmung zählen beispielsweise

Niedergeschlagenheit, Lust- und Antriebslosigkeit, ausgeprägte Esslust, Konzentrationsprobleme und die berühmt-berüchtigten Stimmungsschwankungen sowie Reizbarkeit.

Das prämenstruelle Syndrom machte erstmals 1981 Schlagzeilen, als in den Prozessen gegen zwei Frauen, die schwerer Verbrechen angeklagt waren, erfolgreich auf mildernde Umstände plädiert wurde, mit der Begründung, dass die Beschuldigten an einer schweren Form dieser hormonellen Verstimmung litten. Tatsächlich haben amerikanische Forscher herausgefunden, dass fast 85 % aller Gewalttaten, die von Frauen verübt werden, in der prämenstruellen Phase stattfinden. Wo auch sonst – in Amerika ist es mittlerweile einer Vielzahl von Anwälten gelungen, Mandantinnen mit der Begründung, diese würden an starken prämenstruellen Symptomen leiden, vor einer juristischen Strafe zu bewahren.

Unabhängig davon sollten es sich Männer besser zweimal überlegen, bevor sie die Frage stellen: „Na, bekommst du wieder deine Tage?"

Warum legen Männer um die vierzig oft an Gewicht zu?

„Mann, hast du heute wieder eine Laune!" Ist Ihr Mann in letzter Zeit schlecht gelaunt und äußerst gereizt? Dann sollten Sie sich lieber nicht mit ihm anlegen, vielleicht macht ihm ja gerade sein Testosteronspiegel etwas zu schaffen.

Die Testosteronkonzentration bei einem erwachsenen Mann beträgt durchschnittlich etwa 10–45 Nanogramm pro Milliliter Blut, wobei nur ein kleiner Teil von etwa 10 % frei in der Blutbahn kreist. Die restlichen 90 % sind an Proteine gebunden und somit nicht wirksam. Da im Verlaufe eines Tages das Testosteron kontinuierlich abgebaut wird, muss der Körper dieses Geschlechtshormon ständig nachproduzieren. Innerhalb von 24 Stunden werden daher etwa 4–10 mg Testosteron in den Hoden neu gebildet.

Die körpereigene Produktion und somit auch die Konzentration von Testosteron nehmen beim Mann mit zunehmendem Alter kontinuierlich ab. So sinkt die Testosteronmenge bei Männern ab 35 Jahren um etwa 1 % pro Jahr. Der Körper eines 60-Jährigen produziert daher im Durchschnitt nur noch etwa 30 % der Menge eines 30-Jährigen.

Hierbei sind allerdings – wie so oft – relativ große individuelle Unterschiede zu beobachten. Es gibt durchaus Männer, deren Testosteronspiegel auch noch in fast biblischem Alter im Normalbereich liegt; andere wiederum zeigen bereits im Alter von 50 Jahren deutliche Anzeichen eines Testosteronmangels. Diese Unterschiede sind teils genetisch bedingt, andererseits können sich aber auch äußere Faktoren wie

Übergewicht, häufiges Fasten, Stress, Alkohol und Erkrankungen wie Diabetes negativ auf die Testosteronproduktion auswirken.

Das Absinken des Testosteronspiegels beim Mann bleibt nicht ohne Folgen: Unter anderem wird die Spermienproduktion reduziert und das Hodenvolumen und der Bartwuchs nehmen ab, ebenso die körperliche Leistungsfähigkeit. Zu den weiteren Symptomen der testosterongesteuerten männlichen „Midlife-Crisis" können sich chronische Müdigkeit, Hitzewallungen, Schlafstörungen und depressive Verstimmungen gesellen. Zu allem Überfluss kann sich das Absinken der Testosteronkonzentration noch dazu in einem geringeren sexuellen Verlangen und Erektionsstörungen äußern. Und nicht zu vergessen: Der Testosteronmangel kann sich auch darin bemerkbar machen, dass die Männer reizbarer sind und eine üble Laune an den Tag legen.

Darüber hinaus ist nicht selten mit dem Absinken des Testosteronspiegels ein Anstieg des Körpergewichts zu beobachten. Die Gefahr, etwas Speck am Bauch anzulegen, ist für Männer um die 40 Jahre besonders groß, was durch eine Studie mit mehr als 1500 Männern belegt werden konnte. Hierbei zeigte sich: Je niedriger der Testosteronspiegel, umso größer war der Bauchumfang der Männer. Wenn Männer um 40 an Gewicht zulegen, dann muss das somit nicht zwingend an ihrem Essverhalten liegen. Vielleicht ist einfach der altersbedingte Abbau ihres „Lieblingshormons" schuld.

Warum sorgen Liebesfilme für Harmonie im Wohnzimmer?

Wer kennt ihn nicht, den Streit um das abendliche Fernsehprogramm. Der Mann will unbedingt den Actionfilm mit Arnold Schwarzenegger sehen, die Frau besteht auf der 45. Folge des Traumschiffs. Wissenschaftler haben nun einen Zusammenhang zwischen Filmgenre und unserem Hormonhaushalt entdeckt. Die Ergebnisse dieser Studie können einen sinnvollen Beitrag zur Harmonie im Wohnzimmer leisten. Im Rahmen dieser Untersuchung wurden insgesamt 60 Versuchsteilnehmer (21 Männer und 39 Frauen) zu einem wissenschaftlichen Fernsehexperiment eingeladen.

Bei den vorgeführten Filmen handelte es sich um jeweils 30-minütige Ausschnitte des Liebes-Schmachtfilms *Die Brücken am Fluss* mit Clint Eastwood und Meryl Streep und des actiongeladenen Mafia-Epos *Der Pate 2* von Francis Ford Coppola. Bevor, während und nach der Filmvorführung gaben die Versuchsteilnehmer jeweils eine Speichelprobe für eine Hormonbestimmung ab. Und was man dabei herausfand, wird Sie vermutlich nicht sehr überraschen.

Der Liebesfilm ließ sowohl bei den Männern als auch bei den Frauen den Spiegel eines Hormons namens Progesteron ansteigen, bei Frauen lag er sogar noch um

10 % höher als bei den Männern. Progesteron bewirkt, dass sich Menschen einander öffnen, mehr auf das Befinden anderer achten und Rücksicht nehmen. Ein weiteres Hormon, dessen Konzentration durch die Vorführung des Liebesfilmes beeinflusst wurde, war das Sexualhormon Testosteron. Bei Männern sank die Testosteronkonzentration während der Vorführung der schmachtenden Liebesschnulze deutlich ab, während der weibliche Testosteronspiegel von diesem Film völlig unbeeindruckt blieb. Kurzum: Liebesschnulzen animieren zum Kuscheln und nicht zum Sex.

Ganz anders sah es beim Action-Film aus. Wurde es gewalttätig auf der Leinwand, konnte bei den Männern ein Anstieg des Testosteronspiegels um bis zu 30 % beobachtet werden. Bei Frauen führte dieser Film hingegen zu einem *Absinken* der Testosteronwerte. Actionfilme törnen somit vor allem Männer ordentlich an, während Frauen das Gähnen bekommen, wenn es blutig und actionreich auf der Mattscheibe wird.

Diese Untersuchung bestätigt, was wir schon lange wissen: Wenn der Abend einen entspannten und harmonischen Verlauf nehmen soll, dann sollten sich Männer und Frauen gemeinsam einen romantischen Film anschauen. Actionfilme sind dagegen eher was für Herrenabende. Dieser Rat ist sicherlich nichts Neues, aber jetzt wissen wir wenigstens, warum das so ist: Die Hormone sind schuld!

Warum duften Männer anders als Frauen?

Haben Sie jemals die Umkleidekabine einer Herrenfußballmannschaft nach einem Spiel betreten? Dann haben Sie eine gute Vorstellung davon, wie der natürliche Geruch von Männern müffelt. In Damenumkleiden riecht es eindeutig besser. Warum ist das so?

Die Produktion der menschlichen Geruchsstoffe findet in bestimmten Drüsen, den so genannten apokrinen Drüsen, statt. Diese befinden sich in den Bereichen der Genitalien, des Bauchnabels, der Brust, der Nase, der Stirn und vor allem unter den Achseln. Die Ausscheidung dieser Drüse ist ein zähflüssiges, farbloses Sekret, das frisch produziert völlig geruchlos ist. Erst durch körpereigene Bakterien wird die ölige Flüssigkeit zu Geruchsstoffen umgewandelt, die wir dann auch riechen können. Die Zusammensetzung dieser Sekrete unterscheidet sich von Mensch zu Mensch und vor allem zwischen den Geschlechtern.

Allerdings entwickeln Frauen und Männer ihren spezifischen Eigengeruch erst in der Pubertät, da die apokrinen Drüsen, die durch die Geschlechtshormone gesteuert werden, erst mit der Geschlechtsreife ihre Funktion aufnehmen. Von nun an wird die menschliche Duftmarke durch die Konzentration der Geschlechtshormone beeinflusst. So ist es auch nicht weiter verwunderlich, dass sich der natürliche Körpergeruch von Frauen insbesondere im Verlaufe des Monatszyklus und während einer Schwangerschaft, wenn die Geschlechtshormone praktisch Amok laufen, verändert.

Da die Drüsenaktivität mit fortschreitendem Alter sowohl bei Männern als auch bei Frauen wieder langsam abnimmt, sind die Körpergerüche in der fruchtbaren Zeit der Menschen besonders intensiv, was die Rolle des Körpergeruchs insbesondere für die Partnerwahl, die Fortpflanzung und die damit verbundenen Aktivitäten unterstreicht.

Männer scheiden über den Körperschweiß vor allem Abbauprodukte des „männlichen" Geschlechtshormons Testosteron aus, wobei die männliche Duftmarke umso stärker ist, je mehr Testosteron im Körper eines Mannes kreist. Hierbei spielen zwei Testosteron-Abbauprodukte eine besondere Rolle: Androstenol und Androstenon. Der eher moschus- und sandelholzartige Androstenolgeruch wird von der Damenwelt üblicherweise noch als vergleichsweise angenehm eingestuft; ganz anders verhält es sich mit der wesentlich stärkeren männlichen Duftmarke, dem eher nach Urin riechenden Androstenon, das Frauen gewöhnlich eher als fiesen Gestank verachten (Sie erinnern sich: der Geruch in einer Herrenumkleidekabine).

Frauen scheiden, ebenso wie Männer, insbesondere über den Achselschweiß Androstenol und Androstenon aus, allerdings in einer etwa fünf- bis sechsmal geringeren Menge als Männer. Daher „duften" Frauen schon von Natur aus etwas angenehmer.

Neben geringen Mengen von Testosteronverbindungen verströmen Frauen über die Scheide so genannte Kopuline. Hierbei handelt es sich um den Duftcocktail des Vaginalsekretes, der aus verschiedenen aromatisch riechenden Fettsäuren wie Essig- und Propansäure besteht. Der Name „Kopuline" ist tatsächlich von dem Begriff „Kopulieren" abgeleitet – eine wenig schmeichelhafte Namensgebung für den körpereigenen Duft von Frauen, wie der Autor findet. Die Zusammensetzung und der Geruch dieser Fettsäuren verändert sich in Abhängigkeit vom Menstruationszyklus, wobei die Kopulinausdünstungen in der fruchtbaren Phase des Zyklus am stärksten sind.

Männer und Frauen duften somit aufgrund der unterschiedlichen Konzentrationen von Geschlechtshormonen, die in ihren Körpern kreisen, auf ganz natürliche Weise unterschiedlich und hierbei kommen die Frauen in Sachen „Stinkpotenzial" eindeutig besser weg.

Partnerwahl – Entscheidung der Moleküle

Warum ist Make-up für Frauen nicht immer von Vorteil?

Das Aussehen ist unumstritten ein wichtiger Aspekt, wenn es darum geht, ob ein bestimmter Mensch unsere Aufmerksamkeit erregt oder nicht. Die ersten Informationen, die wir über eine (noch) unbekannte Person erhalten, sind nun einmal in aller Regel optischer Natur. Erst wenn es zu einem näheren Kennenlernen kommt, gesellen sich andere Aspekte wie die Stimme, der Geruch und natürlich auch die viel zitierten Charaktereigenschaften hinzu. Aber wie gesagt, am Anfang steht oftmals das Aussehen, und dessen Entscheidungsgewalt ist nicht zu unterschätzen.

Was die Attraktivitätsbeurteilung von Frauen durch die Männerwelt angeht, trifft tatsächlich das zu, was man den Herren der Schöpfung immer wieder gerne unkend nachsagt: Sie sind in dieser Hinsicht relativ einfach strukturiert und finden Frauen klasse, in deren Körper hohe Konzentrationen weiblicher Sexualhormone kreisen.

Woran ein Mann das erkennt? Die weiblichen Geschlechtshormone, die Östrogene, schlagen erstmals während der Pubertät richtig zu, wenn der Körper der Frau von ihnen geradezu überschwemmt wird. Die Auswirkungen dieses pubertären Östrogenschubs spiegeln sich auch in den weiblichen Gesichtszügen wider: Der erhöhte Ausstoß von Östrogenen und die geringe Testosteronkonzentration sorgen dafür, dass Kiefer, Nase und Kinn einer Frau schmal bleiben. Darüber hinaus wird den Östrogenen nachgesagt, dass sie die Ausbildung großer Augen und voller Lippen fördern. Auch der Wulst über den Augenbrauen ist bei Frauen aufgrund des höheren Östrogenspiegels weniger stark ausgeprägt als bei Männern. Der Zusammenhang zwischen der Östrogenausschüttung in der Pubertät und den Gesichtszügen einer Frau ist also recht simpel: Je stärker die pubertäre „Östrogendusche", desto ausgeprägter sind die weiblichen Gesichtsmerkmale.

Und nun kommt's: Je deutlicher die Östrogenhinweise in den Gesichtszügen einer Frau sind, desto attraktiver wirkt sie auf Männer.

Dies fanden britische Wissenschaftler heraus, die insgesamt 59 Frauen im Alter zwischen 18 und 25 Jahren zur Blutprobe baten und so deren Östrogenkonzentration bestimmten. Anschließend nahmen die Forscher ein Porträtfoto von jeder Frau auf und ließen diese Gesichtsaufnahmen von Männern hinsichtlich Attraktivität, Weiblichkeit und Gesundheit bewerten. Hierbei stellten die Forscher fest, dass die Männer die Gesichter derjenigen Frauen als besonders attraktiv, gesund und feminin einstuften, bei denen auch vergleichsweise hohe Östrogenwerte gemessen wurden. Die einfache Schönheitsformel für Frauen lautet somit: Je höher die Östrogenkonzentration, desto attraktiver wirkt sie auf die Männerwelt. Warum ist das so? Ganz einfach: Hohe Östrogenkonzentrationen sind ein Zeichen für besondere Fruchtbarkeit. Da Männer streng nach ihrem biologischen Programm eine Frau bevorzugen, die ihnen viele Kinder schenken kann, fahren sie auf Frauen mit Hinweisen auf hohe Östrogenwerte ab. Und wo kann er die finden? Genau: In ihren Gesichtszügen!

Interessanterweise zeigte sich dieser Zusammenhang zwischen dem Östrogenpegel der Frauen und der Attraktivitätsbeurteilung der Männer nicht mehr, wenn die Frauen Make-up benutzten. Offenbar hatten die geschminkten Damen die Östrogenhinweise in ihrem Gesicht gewissermaßen übermalt und so die männlichen „Östrogendetektoren“ verwirrt. Frauen, die von Natur aus mit einer großen Portion Östrogenen ausgestattet sind, sollten sich daher überlegen, ob sie die Hinweise hierauf durch Rouge, Wimperntusche und Lippenstift wirklich „verstecken“ wollen.

Aber es kommt noch besser: Die Wirkung eines Frauengesichts auf die Männerwelt verändert sich im Verlaufe eines Monats. Dies fand eine Forschergruppe heraus, die ein weiteres Experiment in Sachen „Gesichtsattraktivität von Frauen“ durchführte. Hierzu baten die Wissenschaftler 48 Frauen ins Fotostudio. Alle Teilnehmerinnen hatten einen normalen Menstruationszyklus, nahmen keine Hormonpräparate wie die Verhütungspille und verzichteten diesmal ganz auf Schminke. Von jeder Frau wurde ein Foto während der fruchtbaren Phase ihres Zyklus, also in der Zeit des Eisprungs, aufgenommen und ein weiteres Bild während ihrer unfruchtbaren Zeit. 130 Männer wurden nun gebeten, die abgebildeten Frauen hinsichtlich ihrer Attraktivität zu bewerten. Interessanterweise erhielten hierbei Frauenfotos, die während der fruchtbaren Zeit aufgenommen wurden, deutlich höhere Attraktivitätsnoten als Aufnahmen, die zu anderen Zeitpunkten des weiblichen Zyklus gemacht wurden (dies traf übrigens auch auf ein und dieselbe Frau zu).

Auch hier scheint die Biologie wieder ihre Finger im Spiel zu haben: An den fruchtbaren Tagen erreicht die Östrogenkonzentration im Körper einer Frau ihren monatlichen Zenit. Da Männer auf Anhaltspunkte für hohe Östrogenwerte stehen, wirkt eine Frau somit – aus Sicht der Fortpflanzung – genau zum richtigen Zeitpunkt besonders attraktiv. Vor allem an ihren fruchtbaren Tagen sollte es demnach ungeschminkten Frauen, in deren Körper besonders hohe Östrogen-Konzentrationen kreisen, leichter fallen, einen Mann kennen zu lernen. So schön dies auch für die betreffenden Damen sein mag, ein Garant für eine lang anhaltende Partnerschaft ist dies allerdings noch lange nicht!

Warum stehen Männer auf „90–60–90"?

Es gibt ja durchaus einige Männer, die besonders von osteuropäischen Frauen angetan sind und die Meinung vertreten, diese seien in Sachen Sexappeal unschlagbar. So sind lange Beine und eine Wespentaille in Kombination mit einer üppigen Oberweite Attribute, die diesen Frauen gerne zugeschrieben werden.

Es ist also nicht weiter verwunderlich, dass folgende Forschungsergebnisse aus Polen stammen, genauer gesagt aus Krakau. Hier vermaßen Wissenschaftler die Körperproportionen von 119 Frauen im Alter zwischen 24 und 37 Jahren und verglichen diese mit den Östrogenwerten im Blut der Versuchsteilnehmerinnen. Und siehe da: Bei den besonders kurvenreichen Frauen lagen die Östrogenwerte im Vergleich zu den Damen mit weniger weiblichen Rundungen um bis zu 30 % höher. Während des Eisprungs legte der Östrogenwert der wohl proportionierten Damen sogar noch einmal um weitere 10 % zu. Solche Östrogenwerte – so die Wissenschaftler – können die Wahrscheinlichkeit einer Schwangerschaft bei diesen Frauen um bis auf das Dreifache erhöhen. Folgt man den Ergebnissen der Studie, dann scheinen weibliche Rundungen durchaus ein Hinweis auf die Fruchtbarkeit einer Frau zu sein.

Allerdings raten die Forscher trotz der eindeutigen Datenlage davon ab, diese Studienergebnisse überzubewerten. Die Östrogenkonzentrationen im Körper einer Frau sind individuell sehr unterschiedlich und hängen mit einer Vielzahl weiterer Faktoren zusammen – neben den Körperproportionen beispielsweise dem Körpergewicht und der genetischen Veranlagung. Ganz so einfach scheint es also auch wieder nicht mit dem „Erkennen" einer besonders fruchtbaren Frau durch rein körperliche Betrachtung!

Allerdings lässt sich nicht abstreiten, dass die Männerwelt von wohl proportionierten Frauen durchaus angetan ist und ein Zusammenhang zwischen weiblichen Rundungen und Attraktivität besteht. Warum das so ist? In der Pubertät sorgen die verstärkt freigesetzten Östrogene auch dafür, dass sich die Fettverteilung im Körper einer Frau verändert. So verlagert sich das Fett unter der pubertären Östrogenwirkung von der Taille zu den Hüften und dem Po. Je mehr Östrogene ausgeschüttet werden, desto offensichtlicher ist diese Umverteilung und somit die weiblichen Rundungen. Da die biologischen „Detektoren" von Männern auf hohe Östrogenwerte als Indikator für weibliche Fruchtbarkeit ansprechen, finden sie Frauen umso attraktiver, je wohlproportionierter die weiblichen Rundungen sind.

Die amerikanische Psychologin Devendra Singh stellte 1993 bei ihren Untersuchungen fest, dass Frauen von der Männerwelt als umso anziehender eingestuft wurden, je näher das Verhältnis von Taillen- zu Hüftumfang dem Wert 0,7 kam. Oder anders ausgedrückt: Männer stehen auf Frauen, deren Taillenumfang etwa 70 % ihres

Hüftumfangs beträgt, was sich – gekoppelt an eine entsprechend üppige Oberweite – auch in den berühmten weiblichen Idealmaßen „90–60–90“ widerspiegelt. In diesen weiblichen Proportionen scheinen sich die körperlichen „Auswirkungen“ einer idealen Östrogenkonzentration widerzuspiegeln.

Auch blonde Haare sollen ein Indiz für einen erhöhten Östrogenspiegel bei Frauen sein. So führen manche Wissenschaftler die Tatsache, dass es wesentlich mehr blonde Mädchen als (echte) erwachsene Blondinen gibt, auf das natürliche Absinken des Östrogenspiegels mit zunehmendem Alter der Frau zurück.

Eindeutig bewiesen ist dieser Zusammenhang zwischen blondem Haarschopf und einem erhöhten Östrogenwert bei Frauen bisher jedoch noch nicht. Trotzdem ist es eine nette Vorstellung, denn die Barbiepuppe hat ja neben den wohl geformten, weiblichen Proportionen auch noch langes blondes Haar. Da könnte man auf Barbies Freund Ken glatt neidisch werden.

Warum gibt es Männer für gewisse Stunden?

Männer sind relativ einfach gestrickt, wenn es um die Frage geht, welcher Frauentyp sie anmacht. Aber auf welchen Männertyp stehen Frauen? Gibt es hier auch eine einfache Schönheitsformel, wie für das ideale Frauenbild von Männern?

Im Körper des Mannes dominiert das männliche Geschlechtshormon Testosteron. Da es unter anderem das Knochenwachstum fördert, haben Männer breitere Kiefer und Wangenknochen als Frauen. Zudem macht Testosteron die Lippen schmaler und durch einen ausgeprägteren Wulst über den Augen wirken die Augen eines Mannes allgemein kleiner. Je mehr Testosteron ein Mann in der Pubertät abbekommen hat, desto markanter und maskuliner sind seine Gesichtszüge. Damit spiegelt sich die Sexualhormonkonzentration eines Mannes in seinen Gesichtszügen wider. Was liegt also näher als die Vermutung, dass Frauen, ebenso wie ihre männlichen Artgenossen, ein Exemplar des anderen Geschlechts umso attraktiver einstufen, je starker die Hinweise auf eine hohe Geschlechtshormon-Konzentration in seinen Gesichtszügen sind (siehe S. 68).

Doch weit gefehlt: Frauen sind nicht so einfach strukturiert, wenn es um ihre Vorlieben in Sachen Männergesichter geht.

Wissenschaftler aus den USA wollten dies genau wissen und machten digitale Aufnahmen von 21 Männergesichtern. Alle fotografierten Männer waren zwischen 19 und 21 Jahre alt, hatten kurzes Haar und trugen keinen Bart. Mithilfe eines Computerprogramms veränderten die Wissenschaftler die Fotos derart, dass diese einmal maskuliner und einmal femininer aussahen. So wurden einige Männergesichter zu testosteronstrotzenden Arnold-Schwarzenegger-Doubles umgewandelt, andere wiederum zu Artgenossen mit eher femininen Gesichtszügen.

Insgesamt 30 Frauen im Alter zwischen 18 und 21 Jahren wurden nun gebeten, aus den manipulierten Männergesichtern ein Gesicht auszuwählen, welches sie als sexuell besonders anziehend empfanden, und ein weiteres, das ihrer Meinung nach die größte Dominanz ausstrahlte. Und die Frauen taten, was keiner erwartet hatte: Sie beurteilten die eher femininen Gesichter als besonders sexy und die kantigeren, maskulinen Gesichter zwar als dominant, aber weit weniger sexuell anziehend. Eine hohe Testosteronkonzentration, die sich in besonders markanten Gesichtern widerspiegelt, verführt Frauen somit nicht automatisch dazu, diese auch als attraktiver einzustufen. Doch warum ist das so?

Eine Erklärung hierfür fand man durch ein weiteres Experiment, bei dem Wissenschaftler feststellten, dass die Männergesichtsvorliebe davon abhängt, in welcher Phase ihres Menstruationszyklus sich die Damen gerade befinden. Frauen, die kurz vor ihrem Eisprung stehen, also ihre fruchtbaren Tage haben, bevorzugten plötzlich die maskulinen „Testosterongesichter". Ihre Geschlechtsgenossinnen in anderen Phasen des Zyklus standen hingegen weiterhin auf die eher femininen Männergesichter.

Hohe Testosteronkonzentrationen – so eine Theorie – gelten als Hinweis auf ein besonders starkes Immunsystem, denn nur ein Körper mit starken Abwehrkräften kann hohe Testosteronkonzentrationen problemlos verkraften. Und ein Mann mit solch guten „Genen" bietet die idealen Voraussetzungen zur Zeugung eines gesunden Kindes.

Frauen scheinen also eine zweigleisige Strategie zu verfolgen: Wenn die Möglichkeit einer Schwangerschaft besteht, dann bevorzugen sie offensichtlich einen Sexualpartner mit sehr maskulinem Erscheinungsbild (und somit einen vermutlich kerngesunden Paarungspartner). Dies erhöht die Wahrscheinlichkeit, dass ein gesundes, möglichst robustes Kind gezeugt wird. An allen anderen Tagen ist eher der verständnis- und liebevolle Kuscheltyp gefragt, dessen Körper zwar weniger Testosteron aufzuweisen hat, der dafür aber nicht so dominant auftritt und auch mal ohne zu murren den Müll runterbringt.

Und es kommt noch besser: Auch Frauen, die einen Mann für „gewisse Stunden" suchen, verhalten sich anders als solche, die an einer kurzen Affäre kein Interesse haben.

Dieses Phänomen wurde in einer weiteren Untersuchung beobachtet, bei der 158 Frauen im Alter zwischen 19 und 39 Jahren Männerporträts auf einem Computermonitor so lange manipulieren durften, bis sie ihnen gefielen. Hierbei konnte die Maskulinität der jeweiligen Männergesichter in Abstufungen um bis zu 50 % erhöht oder umgekehrt um 50 % erniedrigt werden.

Doch bevor die Frauen an den Männergesichtern „herumspielen“ durften, wurden sie über ihre momentane partnerschaftliche Situation befragt: Lebten sie in einer festen Beziehung, waren sie Single und wie groß war ihr Interesse an einem Seitensprung beziehungsweise einem One-Night-Stand? Mit Erstaunen stellten die Wissenschaftler fest, dass diejenigen Frauen, die zur Zeit der Untersuchung keinen festen Partner hatten, aber an einer festen Beziehung interessiert waren, eindeutig den femininen Typ Mann vorzogen. Frauen, die hingegen einem One-Night-Stand nicht abgeneigt waren, drehten häufiger so lange an der „Testosteronschraube“, bis die Männergesichter vor Maskulinität nur so strotzten. Hierbei spielte es nahezu keine Rolle, ob diese Frauen Singles waren oder in einer festen Beziehung lebten.

Wissenschaftler interpretieren diese Ergebnisse ebenfalls vor einem evolutionären Hintergrund: Ausgeprägte feminine Gesichtszüge könnten bei Männern auf einen genetischen Defekt hinweisen. Deshalb bevorzugten Frauen früher zur Zeugung von Nachwuchs eher sehr maskuline Männer, die offensichtlich starke und gesunde Gene in sich trugen. Diese Mannsbilder hatten allerdings einen entscheidenden Nachteil: Sie waren sehr begehrt und beglückten gerne auch noch andere Frauen. So bestand immer die Gefahr, dass sie mit einer Rivalin das Weite suchten und ihre Familie einfach im Stich ließen. Für eine langfristige Beziehung waren somit eher die femininen Männer erste Wahl. Was soll die Frau also tun, um diesem Dilemma zu entgehen? Ganz offensichtlich die „goldene Mitte“ wählen: Für gewisse Stunden den maskulinen Macho, für jeden Tag den netten Softie.

Warum können wir manche Menschen einfach nicht riechen?

Johann Wolfgang von Goethe entwendete seiner Geliebten Frau Charlotte von Stein ein getragenes Mieder, um immer wieder daran riechen zu können, und der französische Sonnenkönig Ludwig XIV. bat seine Bediensteten am Königshof, sie sollen sich möglichst vier Wochen lang nicht waschen, weil er ihren Schweißgeruch so sehr liebte. Was fanden diese berühmten Persönlichkeiten an dem doch in vielen Fällen eher unangenehmen Eigengeruch ihrer Mitmenschen?

Es ist schon lange bekannt, dass viele Tiere wie Insekten, Mäuse, Ratten und einige Säugetiere über einen „sechsten Sinn“ verfügen, der eine wichtige Funktion bei der Kommunikation und Partnerwahl erfüllt. Dieser „sechste Sinn“ sitzt in der Nase und hört auf den fast unaussprechlichen Namen Vomero-Nasal-Organ, kurz: VNO.

Mithilfe des VNO können viele Tiere „fliegende“ Markierungs- und Sexuallockstoffe, so genannte Pheromone, wahrnehmen, die von ihren Artgenossen ausgesandt werden. Dabei reichen beispielsweise nur ein paar Moleküle des Sexuallockstoffes eines paarungswilligen Seidenspinnerweibchens, um Schmetterlingsmännchen über große Entfernungen scharenweise anzulocken. Der Sexuallockstoff Androstenon – ebenfalls ein Pheromon – macht Säue zu gierigen Suchern nach Trüffeln, denn diese enthalten sehr hohe Konzentrationen von Androstenon, das weibliche Säugetiere sexuell erregt. Es ist also nicht die Lust auf den Verzehr des begehrten Leckerbissens, welcher die Trüffelschweine zur eifrigen Suche antreibt, sondern die Hoffnung, einen paarungswilligen Eber zu finden.

Die Entdeckung der menschlichen Pheromone verdanken wir dem US-Forscher David Berliner, der 1963 aus abgelegten Gipsverbänden, die er aus chirurgischen Kliniken erhielt, Hautreste zur Herstellung eines Extrakts herauskratzte. Während dieser Arbeit stellte er fest, dass sich seine Laune und die seiner Laborkollegen deutlich verbesserte. Erst 25 Jahre später, im Jahr 1989, konnte er nachweisen, dass die angenehmen Empfindungen durch menschliche Pheromone ausgelöst wurden, die bei der Extraktion der Hautreste das menschliche VNO in Verzückung versetzten.

Beim Menschen sitzt das weniger als 2 mm kleine VNO ebenfalls in der Nase, und zwar an der Basis der Nasenscheidewand. Das menschliche VNO ist rund tausendmal empfindlicher als unser Geruchssinn und ähnlich leistungsfähig wie das einer Katze oder eines Hundes. Geruchssignale oder Pheromone, die wir über unser VNO wahrnehmen, gelangen auf dem direkten Wege in das Gefühlszentrum unseres Gehirns und können so umgehend eine Emotion auslösen. Dies geschieht jedoch häufig, ohne dass wir die Pheromone tatsächlich bewusst wahrnehmen. So riechen wir den duftenden Frühstückskaffee mit unserer Nase, den ganz speziellen Geruch eines anderen Menschen nehmen wir hingegen oft völlig unbewusst über unser VNO wahr.

Zu den menschlichen Pheromonen zählen die Testosteron-Abbauprodukte Androstenon und Androstenol, die mit dem Körperschweiß ausgeschieden werden, sowie die Kopuline des weiblichen Vaginalsekrets (siehe S. 66). Diese „fliegenden Botenstoffe“ spielen eine nicht zu unterschätzende Rolle, wenn es um die nasentechnische Frage geht, ob wir einen Menschen sympathisch finden oder nicht. Daher kann es durchaus passieren, dass wir den Eigengeruch eines Menschen als abstoßend empfinden und diesen einfach nicht „riechen können“. Das heißt allerdings noch lange nicht, dass dieser Zeitgenosse tatsächlich unangenehm müffelt; unser VNO spricht einfach nicht auf die spezielle Geruchsnote dieses Menschen an. Umgekehrt gibt es Mitmenschen, deren Geruch uns geradezu in freudige Verzückung versetzt, da unser „sechster Sinn“ positiv auf den natürlichen Körpergeruch dieses Menschen reagiert.

Das funktioniert allerdings nur, solange keine Parfüms oder Deodorants im Spiel sind, denn dadurch werden die natürlichen Körpergerüche übertüncht und können nicht mehr wahrgenommen werden. Eine Tatsache, der sich Goethe und Ludwig XIV. ganz offenbar bewusst waren.

Warum kann ein verschwitztes T-Shirt Frauen betören?

Ende der 70er-Jahre begab sich der Forscher Michael Kirk-Smith in das Wartezimmer einer Zahnarztpraxis, in der sich zwölf Stühle befanden. Einer dieser Stühle, so beobachtete der Wissenschaftler, war aus unerfindlichen Gründen bei Frauen wenig beliebt und wurde in aller Regel gemieden. Was dieser Stuhl an sich hatte, weiß man bis heute nicht, aber genau diese Sitzgelegenheit war wie geschaffen für das Experiment von Kirk-Smith. Der Wissenschaftler besprühte kurzerhand diesen Stuhl mit Androstenon, einem männlichen Pheromon, das vor allem über die männlichen Achselhöhlen abgesondert wird.

Und siehe da: Auf einmal setzten sich viele Frauen auf den „nach Mann" riechenden Stuhl, und das, obwohl die meisten Frauen den Geruch gar nicht bewusst wahrgenommen hatten. Der männliche Androstenongeruch stimulierte offensichtlich das Vomero-Nasal-Organ der Frauen und signalisierte so dem weiblichen Gehirn, dass hier zuvor ein männlicher Artgenosse gesessen hatte (siehe auch S. 73).

Männlicher Schweißgeruch zieht Frauen aber nicht nur unbewusst an, nach Erkenntnissen von US-Forschern hat er sogar eine entspannende Wirkung auf das weibliche Geschlecht. In einem anderen Experiment nahmen Forscher Abstriche aus den Achselhöhlen männlicher Probanden, die vier Wochen lang kein Deo benutzt hatten, und tupfte diese Essenz unter die Nase von Frauen. Wie viele Frauen während dieses Tests in Ohnmacht gefallen sind, ist zwar nicht überliefert, allerdings die Tatsache, dass die weiblichen Testschnüffler darüber im Unklaren gelassen wurden, welche Substanz ihnen da unter ihre Nase getupft wurde. Den Frauen wurde einfach weisgemacht, dass es sich bei dem Experiment um eine Untersuchung über verschiedene Parfümstoffe handelt. Und nicht jede Frau bekam den männlichen Achselschweiß unter die Nase gerieben, manchen Damen tupfte man zum Vergleich lediglich eine geruchslose Salzlösung auf.

Die Forscher konnten beobachten, dass die weiblichen Testpersonen, denen man die männlichen Duftnoten auf die Oberlippe getraufelt hatte, besser gelaunt und weniger gestresst waren. Zudem offenbarte ein Bluttest bei diesen Frauen Hormonwerte, wie sie sonst nur kurz vor dem Eisprung auftreten. In diesem „Schnüffeltest" wurden die erhöhten Hormonpegel jedoch einzig und allein durch den männlichen Achselgeruch ausgelöst.

Wenn Sie ein Mann sind und eine Frau betören wollen, dann versuchen Sie es doch mal, indem Sie ein T-Shirt über mehrere Tage tragen oder eine verschwitzte Sportsocke mitnehmen. Es kann allerdings sein, dass die Dame ihres Herzens trotzdem Reißaus nimmt, denn die Grenze zwischen angenehm und abstoßend ist bei unseren natürlichen Körperausdünstungen sehr fließend.

Warum ist natürlicher Männerduft gleich doppelt wirksam?

Frauen können die Gegenwart eines männlichen Artgenossen an dessen Duftmarke mithilfe ihres Vomero-Nasal-Organs erschnüffeln (siehe S. 75). Nun stellt sich die Frage, wie es bei den Männern aussieht. Können diese eine weibliche Artgenossin auch allein über den Geruchssinn erkennen?

Frauen verströmen über die Vagina weibliche Pheromone, die so genannten Kopuline. Dringen diese in die Nase eines Mannes, scheint sein Gehirn unbewusst zu registrieren, dass eine Artgenossin in der Nähe ist oder zumindest war. So setzten sich in einem Versuchszimmer mit vielen leeren Stühlen nahezu alle Männer auf denjenigen Stuhl, unter dem ein benutzter Tampon befestigt worden war. Geruchstechnisch fühlen sich somit Männer ebenso von den natürlichen Frauendüften angezogen wie umgekehrt Frauen von Männerausdünstungen.

Dem Geruch ihrer eigenen Geschlechtsgenossen gehen heterosexuelle Männer hingegen lieber aus dem Weg. Um dies zu belegen, besprühten Wissenschaftler in einer Herrentoilette einen von mehreren Papierhandtuchspendern mit männlichen Schweißessenzen, die anderen Spender ließen sie unbehandelt. Die meisten Männer mieden den nach Mann riechenden Handtuchspender und trockneten sich die Hände lieber mit dem Papier aus einem anderen Automaten ab. Männer scheinen somit unbewusst Orte zu meiden, an denen vorher schon ein anderer Mann war. Kein Wunder, schließlich geht es auch darum, einem potenziellen Konkurrenten aus dem Weg zu gehen.

Wie sieht es aber mit den Duftvorlieben von homosexuellen Männern aus? Auch auf diese Frage hat die Wissenschaft eine erste Antwort. Wissenschaftler des Karolinska University Hospital in Schweden haben nämlich eine interessante Entdeckung zur Wirkung von männlichen Pheromonen auf homosexuelle Männer gemacht: Das Duftbukett der männlichen Achselhöhle aktiviert bei homosexuellen Männern die gleichen für das Sexualverhalten verantwortlichen Gehirnregionen wie bei heterosexuellen Frauen.

Dies fanden die Forscher heraus, in dem sie Versuchspersonen verschiedene Gerüche zum Testen vorlegten. Darunter waren neben Duftstoffen wie Lavendel- und Zedernöl auch ein weibliches, östrogenähnliches Pheromon sowie Androstenon, das insbesondere Männer mit dem Schweiß ausscheiden. Die wissenschaftliche „Schnüffelstudie“ offenbarte, dass die Essenzen des Männerschweißes neben heterosexuellen Frauen auch homosexuelle Männer bevorzugt „erkennen“ und dass bei ihnen die gleichen lustfördernden Hirnareale wie bei Frauen stimuliert werden. So gesehen hat die männliche Duftnote gleich eine doppelte Wirkung.

Bei heterosexuellen Männern verursacht die männliche Duftnote hingegen keinerlei Reaktionen. Sie scheinen immun gegen die erregende Wirkung der fliegenden männlichen „Lustboten“ im Männerschweiß. Umgekehrt zeigen sich die Gehirne der homosexuellen Männer völlig unbeeindruckt von weiblichen Sexuallockstoffen.

Offen blieb bisher jedoch die Frage, ob diese Geruchswahrnehmung homosexueller Männer genetisch vorprogrammiert ist oder sich durch die sexuelle Orientierung im Lauf der Zeit entwickelt. Ebenfalls noch unbeantwortet ist die Frage, auf welche natürlichen Gerüche homosexuelle Frauen besonders ansprechen.

Warum haben auch Mauerblümchen gute Chancen bei Männern?

Zugegeben, es gibt Menschen, die es aufgrund ihres Aussehens nicht gerade leicht haben, besondere Aufmerksamkeit bei ihren Mitmenschen zu erregen. Sie stehen oft im Schatten der „Schönen“ und niemand will sie richtig wahrnehmen. Doch das ist kein Grund für tiefes Mitleid, denn zumindest die Damenwelt hat eine Geheimwaffe parat, die hilft, sich bei Männern im entscheidenden Moment ins rechte Licht zu rücken.

Der Eigengeruch einer Frau wird unter anderem durch die Kopuline geprägt, die in der Scheide produziert werden und als natürliche Duftstoffe ihren Weg in die Nase eines Mannes suchen (siehe S. 66). Dringen solche Kopulingerüche in die Nase eines Mannes, ist es nicht auszuschließen, dass dieser natürliche weibliche Duftcocktail seine optische Wahrnehmung beeinflusst.

Eine Forschergruppe aus Österreich konnte diesen „Kopulin-Effekt“ durch ein Experiment mit 46 Männern belegen. Im Dienste der Forschung inhalierte eine Gruppe der Versuchsteilnehmer drei verschiedene Scheidenduftstoffe: vor der Menstruation, während der Menstruation und beim Eisprung. Hierzu wurden die Kopulinextrakte so verdünnt, dass man sie nicht mehr bewusst riechen konnte. Wir wollen an dieser Stelle die Antwort auf die Frage unbeantwortet lassen, wie diese Geruchsessenzen gewonnen wurden. Fakt ist, dass eine Gruppe von Männern die weiblichen Kopulindüfte inhalierte und eine Vergleichsgruppe völlig geruchslosen Wasserdampf. Während der Inhalation wurden die Männer gebeten, Porträtfotos von fünf Frauen hinsichtlich deren Attraktivität zu beurteilen. Die Bilder zeigten unterschiedliche Frauentypen, wobei die Bandbreite von äußerst attraktiv bis eher wenig reizvoll reichte.

Das Ergebnis dieses „Schnüffelprojekts“ war verblüffend: Die Männer, die unter der Kopulineinwirkung standen, beurteilten die auf den Fotos abgebildeten Frauen generell anziehender, wobei die Scheidenduftproben, die zur Zeit des Eisprungs genommen wurden, den Attraktivitätseffekt noch weiter steigern konnten. Was sagt uns das?

Männer nehmen die Kopulinausdünstungen von Frauen nicht nur unbewusst wahr, sie werden durch den besonderen Kopulincocktail an den fruchtbaren Tagen einer Frau geradezu vernebelt und in ihrer optischen Wahrnehmung manipuliert. Da erhöhte Kopulinkonzentrationen dem Mann signalisieren, dass sich eine Frau in der fruchtbaren Phase ihres Zyklus befindet, ist die „anziehende" Wirkung dieser Geruchsstoffe nicht weiter verwunderlich.

Die natürlichen Duftstoffe einer Frau sorgen zudem für eine Art ausgleichende Gerechtigkeit: Frauen, die in dem „Schnüffeltest" ohne Kopulin-Geruchsbeigabe den Männern weniger attraktiv erschienen, mauserten sich unter Kopulineinwirkung zu deutlich hübscheren Damen, deren Bekanntschaft die Männer gerne gemacht hätten. Bei Frauen, die auch ohne eine „Kopulinvernebelung" von den männlichen Testpersonen als sehr anziehend eingestuft wurden, konnte hingegen bei der Kopulin-Inhalation keine weitere Steigerung der Attraktivität beobachtet werden.

Insbesondere an ihren fruchtbaren Tagen haben somit auch weibliche „Mauerblümchen" durchaus gute Chancen, eine hübschere Konkurrentin auszustechen. So ganz unfair ist die Natur dann ganz offensichtlich doch nicht, und manche Frau wird jetzt sicherlich sagen: „Schade, dass Männer nicht besser riechen als sehen können!"

Warum sollte man auf künstliche Lockstoffe besser verzichten?

Für viele Menschen ist das sicher eine interessante Vorstellung: Bevor man sich auf die Suche nach einem potenziellen Partner begibt, besprüht man sich kurz mit einem künstlichen Sexuallockstoff, und das andere Geschlecht umschwärmt einen förmlich wie „Motten das Licht". Ein Traum, der in vielen Anzeigen für pheromonhaltige Parfüms unter dem Motto beworben wird: „Pheromon X – zieht das andere Geschlecht magisch an." Umstritten ist bis heute allerdings, ob künstliche Sexuallockstoffe aus dem Flakon tatsächlich Gefühle oder Verlangen beim anderen Geschlecht auslösen können.

Eine Untersuchung aus dem Jahre 2002 zeigte jedoch, dass an der Wirkung künstlicher Pheromone möglicherweise etwas dran sein könnte. Forscher der Universität in San Francisco mischten künstliche Pheromone in das jeweils bevorzugte Parfüm von Frauen und verglichen die Ergebnisse mit Frauen, die nur ihr Parfüm ohne Lockstoffzusatz auftrugen. In dieser Studie mit insgesamt 36 Frauen zeigte sich zwar, dass der Lockstoff nicht auf fremde Männer wirkte, allerdings berichteten etwa zwei Drittel derjenigen Frauen, die in einer festen Partnerschaft lebten und zusätzlich zu ihrem Parfüm einen Sexuallockstoff trugen, dass sie öfter mit ihrem Partner kuschelten, ihn häufiger küssten und mehr Sex mit ihm hatten. Dieser Effekt wurde nur von einem Drittel der „lockstofffreien" Kontrollgruppe beschrieben. Es scheint also, dass künstliche Pheromone zumindest beim eigenen Partner wirken können und diesen etwas anhänglicher und zärtlicher machen. Aber das nützt den ungebundenen Menschen, die einen Partner suchen, herzlich wenig.

Auch sonst haben die künstlichen Sexuallockstoffe ihre Tücken. So tun sich Männer keinen großen Gefallen, wenn sie sich mit Parfüms einsprühen, die künstliche „männliche" Androstenone enthalten. Hierdurch schränken sie nämlich ihre Wirkung auf das andere Geschlecht eher ein. Denn anziehend wirken diese parfümierten Herren nur auf diejenigen Frauen, die sich kurz vor ihrem Eisprung befinden und jetzt auf diese besondere männliche Duftnote stehen. Alle anderen Frauen stößt der starke Mannesgeruch eher ab (siehe S. 128).

Mit weiblichen Kopulindüften aus dem Flakon sollte man ebenfalls sehr vorsichtig umgehen. Diese Signalstoffe wirken zwar ein wenig anziehend auf die Männerwelt, auf Frauen können fremde Kopulingerüche jedoch irritierend wirken. Sie signalisieren der Frau, dass eine potenzielle Konkurrentin in der Nähe ist, was im schlimmsten Fall sogar Rivalität und Eifersucht schüren kann. Wenn eine Frau also von Männern dank der verlockenden Wirkung eines Kopulin-Parfüms umschwärmt wird, ist es nicht auszuschließen, dass sie von ihren Geschlechtsgenossinnen kurzerhand auf der Damentoilette eingesperrt wird.

Eine weitere gelegentlich propagierte, eher kuriose Anwendungsmöglichkeit von künstlichen männlichen Pheromonen ist das Besprühen von Rechnungen oder Mahnungen. Nicht ganz nach wissenschaftlichen Kriterien durchgeführte Tests wollen gezeigt haben, dass die präparierten Rechnungen schneller und vor allem öfter bezahlt werden als unbehandelte Briefe. Der männliche Geruch – so wird orakelt – vermittelt beim Empfänger unbewusst den Eindruck, dass der Absender sehr entschlossen ist, seine Forderungen (zur Not auch handgreiflich) durchzusetzen.

Kurzum: Dass künstliche Sexuallockstoffe wirken, ist nicht ganz von der Hand zu weisen. Allerdings wiegen die Nachteile der Sexuallockstoffe aus dem Parfümfläschchen sicherlich deren Vorteile auf. Daher sollte man sich lieber auf seine eigene, natürliche Duftnote verlassen. Diese hilft eindeutig besser, den richtigen Partner zu finden, auch wenn das vielleicht etwas länger dauern kann. Und neben dem Geruch haben ja auch noch andere Faktoren ein Wörtchen mitzureden, wenn es darum geht, ob wir einen Menschen anziehend finden oder nicht.

Warum ziehen sich Gegensätze an?

So erstaunlich es zunächst auch klingen mag, wir können unbewusst erschnüffeln, welcher Partner am besten zu uns passt – zumindest aus genetischer Sicht. Wie das gehen soll?

Auf der Oberfläche sämtlicher Zellen in unserem Körper befindet sich eine bestimmte Sorte von Molekülen, die wie Fähnchen auf den Zellen sitzen und unserem Immunsystem die Unterscheidung zwischen Freund und Feind – körpereigenen und körperfremden Substanzen – möglich macht. Diese Eiweißstoffe des Immunsystems, die so genannten MHC-Gene (von englisch „Major Histocompatibility Complex"), sind eine Art Pass unserer Körperzellen, die sie als rechtmäßige Mitglieder unseres eigenen Organismus ausweisen. Ganz allgemein kann man sagen: Über je mehr Varianten dieser MHC-Gene ein Mensch verfügt, umso stärker ist seine körpereigene Immunabwehr.

Schleicht sich beispielsweise ein körperfremdes Bakterium (also eine Zelle mit einem falschen Pass) in unseren Organismus ein, so wird der Fremdkörper von der Immunabwehr als Eindringling erkannt und kann so in aller Regel problemlos vernichtet werden. Wäre diese Unterscheidung nicht möglich, so würde unser Immunsystem blindlings auch körpereigene Zellen angreifen. Dies geschieht tatsächlich bei den so genannten Autoimmunerkrankungen wie Rheuma oder multiple Sklerose, bei denen die Abwehrzellen eigene Körperzellen attackieren. Darüber hinaus sind die MHC-Moleküle auch der Grund, warum Patienten nach einer Organtransplantation ihr Leben lang Medikamente einnehmen müssen, die die Immunabwehr unterdrücken, um eine Abstoßung des fremden Organs zu verhindern.

Die molekularen „Erkennungsfähnchen" der körpereigenen Zellen werden regelmäßig erneuert und die ausgedienten Moleküle in kleine Stücke zerlegt. Diese Bruchstücke werden schließlich auch über den Schweiß ausgeschieden und gelangen so in unsere Nase beziehungsweise zu unserem „sechsten Sinn", dem Vomero-Nasal-Organ (siehe S. 73). So unglaublich es zunächst klingen mag: Die Empfindungen, die der Geruch dieser „MHC-Bruchstücke" bei uns – wenn auch oft völlig unbewusst – auslöst, können uns einen Hinweis auf den Verwandtschaftsgrad zwischen uns und dem erschnüffelten Menschen geben.

Eine Untersuchung mit Frauen, die man an von Männern getragenen T-Shirts schnuppern ließ, bestätigte dieses Phänomen eindrucksvoll. Hierzu analysierte man zunächst bei 44 Männern und 49 Frauen die MHC-Gene. Anschließend wurden die männlichen Versuchsteilnehmer gebeten, ein T-Shirt mehrere Tage lang zu tragen und während dieser Zeit auf parfümierte Kosmetika, Knoblauch, Nikotin und andere geruchsintensive Substanzen zu verzichten – die T-Shirts sollten nur den natürlichen Geruch des Mannes annehmen.

Die weiblichen Versuchsteilnehmer wurden danach gebeten, an jeweils sechs dieser getragenen T-Shirts zu schnuppern und den Geruch zu bewerten. Jede Frau bekam hierzu drei T-Shirts von Männern mit MHC-Genvarianten unter die Nase gehalten, die denen der (schnüffelnden) Frau sehr ähnlich waren, und drei weitere

T-Shirts, die von Männern getragen wurden, deren MHC-Gene sich deutlich von den Genen der jeweiligen „Schnuppernasen" unterschieden. Die Frauen sollten nun angeben, wie sie den Geruch der T-Shirts empfanden: Roch das T-Shirt gut oder eher unangenehm?

Erstaunlicherweise empfanden die Frauen den Geruch eines T-Shirts besonders angenehm, wenn dessen Besitzer in einem gewissen Umfang andere MHC-Gene beziehungsweise Erbanlagen als sie selbst hatte. Mit anderen Worten: Je unterschiedlicher die MHC-Genvarianten zwischen den weiblichen Schnüfflern und männlichen T-Shirt-Trägern war, desto anziehender empfanden viele Frauen den Geruch des T-Shirts. (Das ganze Spiel funktioniert übrigens auch anders herum: Männer bevorzugen ebenfalls den Geruch von T-Shirts, die von Frauen getragen wurden, deren MHC-Gene sich von ihren eigenen unterscheiden.) Gegensätze scheinen sich somit tatsächlich anzuziehen – zumindest aus Sicht der Gene.

Dieses Ergebnis ist nicht weiter verwunderlich, wenn man bedenkt, dass ein möglicher Nachwuchs durch die Vermischung unterschiedlicher Erbanlagen der Eltern eine bessere Immunabwehr hat und dadurch besonders widerstands- und überlebensfähig ist. Kinder von miteinander verwandten Partnern sind hingegen häufiger geistig und körperlich behindert.

Das diese „Partnerwahl der Nasen" auch außerhalb von wissenschaftlichen Versuchslaboren funktioniert, wies die Genetikerin Carole Ober durch ihre Studien der Hutterer nach. Die Hutterer sind eine religiöse Gemeinschaft in Nordamerika, deren Mitglieder zwar aus Liebe heiraten dürfen, aber nur innerhalb der Gemeinschaft. Sie benutzen weder Parfüms noch Deodorants, die den natürlichen Körpergeruch überdecken. Carole Ober fand heraus, dass verheiratete Paare bei den Hutterern weit häufiger über unterschiedliche MHC-Genvarianten verfügen, als durch reinen Zufall zu erklären wäre. Demnach wählen die Hutterer, wenn auch nur in ihrer Gemeinschaft und eher unbewusst, einen Partner, der mit anderen MHC-Genen ausgestattet ist als sie selbst. Darüber hinaus zeigte sich, dass die Zahl der Fehlgeburten bei Hutterer-Paaren, die sich nur wenig in ihren MHC-Genen unterschieden, am hochsten war.

Aber wie so oft ist auch bei der „MHC-Partnerwahl" zu viel auch nicht gut: Sind die Erbanlagen zwischen Frau und Mann extrem unterschiedlich, dann versagt oftmals die „nasentechnische" Sympathievergabe – ein zu großer genetischer Unterschied ist zumindest für das „Interesse auf den ersten Geruch" eher hinderlich. Also stellt sich die Frage, ob sich vielleicht doch Gleich und Gleich lieber gesellt.

Warum gesellt sich Gleich und Gleich tatsächlich gern?

Es gibt immer mehr Belege dafür, dass sich auch in unseren Gesichtszügen Hinweise auf unsere Erbanlagen finden und dass dies einen weiteren Beitrag dazu leistet, das zusammenzuführen, was – zumindest aus Sicht einer optimalen Gendurchmischung – am besten zueinander passt. In einem Experiment bestimmten Wissenschaftler zunächst die MHC-Gene von 65 Männern und 92 Frauen. Danach wurden aus dem Männerpool drei Männer ausgewählt, die sich in ihren MHC-Genen nur gering voneinander unterschieden und drei weitere, deren MHC-Gene extrem unterschiedlich waren. Von diesen sechs „auserwählten" Männern wurde anschließend ein Digitalfoto gemacht. Danach waren die Frauen an der Reihe, die Männerfotografien zu bewerten. Dies geschah unter zwei verschiedenen Gesichtspunkten: zum einen im Hinblick auf das Interesse an einer kurzen Affäre und zum anderen hinsichtlich der Vorstellung, mit den Herren eine längere Beziehung einzugehen. Da man weiß, dass sich die Gesichtsvorlieben von Frauen im Verlaufe des Menstruationszyklus ändern, kamen alle Frauen zwischen dem 10. und 14. Tag ihres Monatszyklus in den Genuss der Männerwertung (siehe S. 68).

Wenn es um die Frage ging, mit welchem der abgebildeten Herren die Damen am liebsten eine kurze Affäre hätten, zeigte sich, dass sie denjenigen Männern den Vorzug gaben, deren MHC-Gene sich von den eigenen unterschieden. Die Erklärung der Wissenschaftler: Diese Männerauswahl erhöht aus Sicht der Biologie die Chancen, ein Kind mit einem besonders gut durchmischten Genpool und somit einem robusten und überlebensfähigen Immunsystem zu zeugen. Ging es hingegen um das Interesse an einer längeren Beziehung oder Partnerschaft, so hatten die Männer mit ähnlichen Erbanlagen die Nase vorn. Auch hierfür haben die Forscher eine Erklärung parat: Ein genetisch enger Verwandter ist wie ein Mitglied der eigenen Familie und bietet eine höhere Garantie für eine fürsorgliche, liebevolle Aufzucht von potenziellem Nachwuchs.

Das Erstaunliche an dieser Untersuchung war, dass die Frauen die Erbanlagen ohne Kenntnis der Genanalyse allein aus den männlichen Gesichtszügen herauslesen konnten. Woran sie allerdings den Genstatus eines Mannes im Gesicht erkennen, ist noch völlig unklar. Fest steht, dass Männer, deren Gesichtszüge auf Erbanlagen hinweisen, die sich von denen einer bestimmten Frau unterscheiden, eine größere Chance haben, mit der betreffenden Dame eine heiße Nacht zu verbringen. Allerdings eben nur *eine* Nacht. Gesichtsmerkmale, die auf ähnliche Gene von Mann und Frau hindeuten, erhöhen hingegen die Chance auf eine längerfristige Beziehung.

Hierfür spricht auch die Tatsache, dass viele Menschen Partner mit einer ähnlichen physischen Attraktivität bevorzugen und viele (glückliche) Paare ähnliche Gesichtszüge aufweisen.

Und so erklärt sich auch, warum es ein beliebtes Spiel der Boulevardpresse ist, Gesichtsfotos eines prominenten Paares in der Mitte längs in zwei Hälften zu schneiden und die beiden Gesichtshälften von Mann und Frau nebeneinander zu legen. In den Kommentaren zu den gemischten Paarbildern kann man dann nachlesen, welches Paar in Sachen Gesichtsähnlichkeit am besten zueinander passt und somit die größte Chance auf eine lange und glückliche Beziehung hat. Probieren Sie es doch auch mal mit einem Foto von sich und ihrem Partner aus!

Warum stehen Frauen auf Männer, die wie ihre Väter sind?

Haben Sie sich schon einmal gefragt, woran es liegen könnte, dass sich manche Frauen zu Männern hingezogen fühlen, die ihrem Vater ähnlich sind? Eine Untersuchung aus den USA kann möglicherweise eine erste Antwort auf diese Frage geben. Es wird Sie nicht wundern – es geht wieder einmal um das Schnüffeln an getragenen T-Shirts. Auch diesmal durften Frauen ihre Nase in T-Shirts stecken, die von Männern, diesmal zwei Tage lang, getragen wurden. Bevor es jedoch zum „Schnuppertest" ging, gaben alle Versuchsteilnehmer eine Blutprobe ab, damit die Wissenschaftler die MHC-Gene, die eine wichtige Funktion für das Immunsystem erfüllen, analysieren konnten (siehe S. 79).

Doch kommen wir zu den Ergebnissen der Studie, bei der 49 unverheiratete Frauen an den getragenen Männer-Shirts riechen durften und sich für dasjenige T-Shirt entscheiden sollten, dessen Geruch ihnen am sympathischsten war.

Hierbei zeigte sich, dass die Frauen besonders von dem Duft derjenigen Männer angetan waren, deren Immungene eine hohe Übereinstimmung mit den väterlichen Genen der „Schnüfflerinnen" aufwiesen. Oder anders ausgedrückt: Die Frauen bevorzugten die Duftnote von Männern mit ähnlichen Genen wie ihre Väter. Umgekehrt empfanden sie den Geruch von Männern, die nur wenige Übereinstimmungen mit den väterlichen Genen zeigten, als deutlich weniger angenehm. Die Gene mütterlicherseits hatten interessanterweise keinen Einfluss auf die Geruchsempfindungen der Frauen.

Eine frühere T-Shirt-Schnüffel-Studie, deren Ergebnisse der aktuellen Studie auf den ersten Blick widersprechen, zeigte, dass Frauen geruchstechnisch Männer bevorzugen, deren Gene sich von den eigenen unterscheiden (siehe S. 79). Daher läuft die weibliche Partnerwahl vermutlich auf einen Kompromiss hinaus. Der ideale Mann soll wohl etwas von beiden Seiten haben: Einerseits andere Gene für eine gute Durchmischung des Genpools, damit gesunder, widerstandsfähiger Nachwuchs entsteht, andererseits auch ein bisschen vom Vater, um eine sichere und liebevolle Aufzucht der Kinder zu garantieren. Dies würde auch erklären, warum Frauen auf Männer stehen, deren Gene sich von den eigenen zwar unterscheiden, aber nicht auf solche Männer, deren Erbanlagen *extrem* von den eigenen differieren.

Geruchstechnisch bedeutet das: Frauen fühlen sich von Männern angezogen, die angenehm und ein wenig wie der eigene Vater duften. Vielleicht haben daher auch manche Väter Probleme mit den Männern, die ihre Töchter mit nach Hause bringen. Wenn diese wie der Vater riechen, sind die väterlichen Verlustängste logischerweise besonders groß, denn hier steht er: der Vaterersatz! Und das könnte auch erklären, warum Frauen ihren Partner gerne mit der Aussage konfrontieren: „Du bist ja wie mein Vater!" Doch jetzt wissen Sie, wie Sie als Mann hierauf antworten können: „Dann sei froh, denn das spricht nur dafür, dass wir zueinander passen!"

Warum haben es manche Frauen schwerer, den Richtigen zu finden?

Frauen fühlen sich manchmal durchaus vom natürlichen Schweißgeruch eines Mannes angezogen; ganz nebenbei können sie auch noch erschnüffeln, welcher potenzielle Paarungspartner die besten genetischen Voraussetzungen zur Zeugung eines gesunden Kindes hat und welcher Mann für eine liebevolle Vaterschaft eher in Frage kommt. Was die Natur bei der nasentechnischen Partnerwahl aber ganz offensichtlich nicht eingeplant hat, ist die „Pille", und das bekommen die Frauen zu spüren, die mit Hormonen verhüten.

In Deutschland nehmen rund sechs Millionen Frauen die Antibabypille, was dieses hormonelle Verhütungsmittel mit Abstand zum am häufigsten verwendeten Kontrazeptivum macht. Das Wirkprinzip der Antibabypille ist einfach erklärt: Sie enthält Hormone, die der Körper während der ersten Schwangerschaftsmonate bildet, wodurch dem Körper eine Schwangerschaft vorgetäuscht wird. Frauen, die mit der Pille verhüten, sind somit aus hormoneller Sicht permanent schwanger.

Dieser künstlich herbeigeführte Zustand einer andauernden (hormonellen) Schwangerschaft hat einen nicht unerheblichen Einfluss auf die Geruchswahrnehmungen der Frauen. So reagiert eine durch die Pillenhormone beeinflusste Frauennase ganz ähnlich wie das Riechorgan einer Schwangeren.

Diese Beobachtung wurde in einem Experiment gemacht, bei dem der Geruchssinn von Frauen, die mit der Pille verhüteten, mit dem einer Frauengruppe verglichen wurde, die auf das hormonelle Verhütungsmittel verzichtete. Untersucht wurde die Empfindlichkeit der Frauen für zwei unterschiedliche Gerüche: einen Duft, der Nahrung signalisiert, und Männerschweiß. Hierbei zeigte sich, dass Frauen, die nicht hormonell verhüten, den Männergeruch deutlich intensiver wahrnehmen als die Nahrungsgerüche. Bei den „Pille-Frauen" verhält es sich genau umgekehrt: Sie reagieren weit sensibler auf den Geruch von Nahrung.

Die Geruchsvorliebe von Frauen, die die Pille nehmen, ist leicht erklärt: Da der Hormoncocktail der Pille dem Körper eine Schwangerschaft vortäuscht, verhält sich ihr Geruchssinn wie der einer tatsächlich Schwangeren. Und die Nase einer Schwangeren reagiert nun einmal empfindlicher auf Nahrungsgerüche, um den erhöhten Kalorienbedarf ihres Körpers zu decken (siehe S. 133).

Und es geht noch weiter: Frauen strömen über die Vagina weibliche Geruchsstoffe, die Kopuline, aus, die besonders während der fruchtbaren Tage auf die Männerwelt anziehend wirken und sogar die optische Wahrnehmung der Männer beeinflussen können. Die Folge: Der nun stärkere Kopulinduft lässt selbst weniger attraktive Frauen in den Augen der Männer deutlich hübscher erscheinen (siehe S. 77). Frauen, die mit der Pille verhüten, produzieren deutlich weniger Kopuline und können daher diese weibliche „Geruchsgeheimwaffe" nur bedingt einsetzen.

Auch die „Gen-Schnüffelnase" versagt häufig bei Frauen, die die Pille nehmen. Lässt man diese an getragenen, männlichen Kleidungsstücken schnuppern, so schneiden Männer mit einem ähnlichen genetischen Code (also einem höheren genetischen Verwandtschaftsgrad) in Sachen „Duftnote" besser ab. Das lässt sich leicht erklären: Eine schwangere Frau (ein Zustand, den ja auch die Pille hormonell simuliert) bevorzugt einen enger verwandten Partner, da bei ihr nun der fürsorgliche Familiengedanke im Vordergrund steht und weniger die Lust auf einen fremden, umtriebigen Mann. Warum? Bei einem Verwandten ist die Wahrscheinlichkeit höher, dass er bei den Nachkommen bleibt, als bei einem (genetisch) fremden Mann (siehe S. 82).

Frauen, die mit der Pille verhüten, bekommen es somit doppelt und dreifach ab: Ihre Nase verweigert ihnen Unterstützung dabei, den richtigen genetischen Partner zu erschnüffeln, ihr natürlicher Körpergeruch wirkt weniger betörend auf das männliche Geschlecht, und als wäre das nicht schon genug, empfinden sie den natürlichen Männergeruch als weniger angenehm. Das zumindest ist die Schlussfolgerung vieler Geruchsstudien zum Thema „Partnerwahl". Aber bevor Sie jetzt die Pille absetzen, denken Sie daran: Die Wissenschaft ist noch weit davon entfernt, das Rätsel der biologischen Partnerwahl vollständig zu entschlüsseln.

Warum trifft man auf dem Rummelplatz viele attraktive Menschen?

Sind Sie gerade auf der Suche nach einem Partner und fragen sich, wo Sie am besten hingegen sollen, um nette und vor allem attraktive Menschen zu treffen? Nun, vielleicht sollten Sie es statt bei einem Speed-Dating mal auf einem Rummelplatz versuchen. Warum? Ganz einfach: Nach einer turbulenten Achterbahnfahrt kann es Ihnen durchaus passieren, dass Sie einen Menschen attraktiver finden, als das vor der nervenaufreibenden Looping-Fahrt der Fall gewesen wäre.

Um diesem Phänomen auf den Grund zu gehen, müssen wir uns kurz nach Kanada begeben, genauer gesagt zum Capilano-Canyon nahe der Stadt Vancouver. Hier fand im Jahre 1974 ein Experiment statt, das als „Brückenexperiment" in die Geschichte der Wissenschaft einging.

Im Capilano-Canyon gibt es zwei Brücken: Über den rauschenden Fluss spannt sich die größte Fußgänger-Hängebrücke der Welt, 70 m hoch, 137 m lang und sehr, sehr wackelig. Nicht weit von dieser Hängebrücke entfernt befindet sich eine zweite, deutlich solidere und geradezu lächerliche 3 m hohe Holzbrücke.

Die Forscher Donald Dutton und Arthur Aron schickten nun eine attraktive Mitarbeiterin zunächst zur Hängebrücke. Die junge Dame bat männliche Passanten, die gerade die Brücke überquert hatten, an einer kurzen, eher belanglosen Befragung teilzunehmen. Im Anschluss an das Gespräch gab sie den Männern ihre Telefonnummer, für den Fall, dass diese noch Fragen zu dem Projekt haben sollten. Wichtig ist zu erwähnen, dass die Mitarbeiterin nur Männer ansprach, die ohne weibliche Begleitung unterwegs waren. Das gleiche „Spiel" wurde später auf der soliden Holzbrücke etwas weiter flussaufwärts wiederholt.

Sie haben es wahrscheinlich schon geahnt: Die Antworten im Fragebogen interessierten bei diesem Experiment niemanden. Interessant war allerdings die Frage, wie viele Männer die junge Dame später anriefen. Und die Antwort hierauf war mehr als verblüffend: Jeder zweite Mann von der Hängebrücke griff zum Telefon, von der soliden Holzbrücke war es gerade mal jeder zehnte.

Was war passiert? Im Körper der Männer, die über die wacklige Hängebrücke gelaufen waren, kreiste deutlich mehr Adrenalin als bei den Männern, die über die weniger aufregende Holzbrücke spazierten. Kein Wunder, wenn man sich vorstellt, wie es sich wohl anfühlt, über eine schwankende, 70 m hohe, wenig Vertrauen erweckende Brücke zu laufen. Das ist Stress und Aufregung pur und führt zu einem deutlichen Anstieg des „Stresshormons" Adrenalin, was sich unter anderem durch ein verstärktes Herzklopfen, feuchte Hände und butterweiche Knie äußert (siehe S. 31).

Als die Männer nun unter der Adrenalineinwirkung auf die hübsche Frau trafen, hatte ihr Gehirn ein kleines Koordinationsproblem. Der erhöhte Adrenalinspiegel signalisierte eindeutig: „Na so was, ich bin aufgeregt!" Die Frage für das Gehirn war nun: Wer oder was ist der Auslöser dieser Erregung – die Frau oder die Brücke? Ganz offensichtlich kam das Gehirn öfter zu der Schlussfolgerung: „Es ist die Frau, die mein Herz schneller schlagen lässt!" Zitternde Knie, Herzrasen und ein flaues Gefühl im Magen, und das wegen einer Frau? Ganz klar, dass das Gehirn zu dem weiteren Ergebnis kommt, dass die Frau, die einem gerade gegenüber steht, sehr faszinierend sein muss. Die Folgen dieser Wahrnehmungsverwirrung waren eindeutig messbar: Die Hälfte der Männer von der Hängebrücke rief die Frau später an.

Dieser „Brückeneffekt" konnte in zahlreichen weiteren Studien bestätigt werden. In einem „Achterbahn-Experiment" beurteilten Versuchsteilnehmer, die gerade mit Adrenalin vollgepumpt einer Achterbahn entstiegen, ihre Mitmenschen deutlich attraktiver als *vor* der aufwühlenden Fahrt. In einer weiteren Untersuchung stuften Männer Frauen schon allein dann als deutlich hübscher ein, wenn man die Herren zuvor zehn Minuten auf einem Fahrrad strampeln ließ.

Im Rahmen eines anderen „Herzklopf-Experiments" klebten Forscher männlichen Versuchspersonen ein Mikrofon in Herzhöhe auf die Brust. Den Probanden wurde vorgegaukelt, dass dieses Mikrofon ihre Herzgeräusche aufnimmt und das Herzklopfen über Lautsprecher wiedergegeben würde. Nun zeigte man den Versuchspersonen Fotos halbnackter Damen aus dem Playboy mit der Aufforderung, diese hinsichtlich ihrer Attraktivität zu bewerten.

Das Gemeine an diesem Versuch war, dass das Mikrofon gar nicht das Herzklopfen der Versuchsteilnehmer auf die Lautsprecher übertrug, sondern andere Herzgeräusche, die von einem Tonband abgespielt wurden. Hörten die Versuchsteilnehmer nun ein schnelles Herzklopfen, beurteilten sie die Damen auf den Bildern, im Glauben, es sei ihr Herz, das vor Aufregung so laut hämmert, deutlich attraktiver als diejenigen, bei denen ruhigere Herztöne eingespielt wurden. Die Schlussfolgerung der Wissenschaftler: Wir haben nicht immer nur Herzklopfen, weil wir uns verliebt haben, sondern es kann auch sein, dass wir uns verlieben, weil wir Herzklopfen haben.

Wenn Sie also einen Partner suchen, dann versuchen sie es doch mal in einem Fitnessstudio, auf einer wackeligen Brücke oder auf dem Rummelplatz. An diesen „aufregenden" Orten erscheinen viele Menschen offensichtlich attraktiver. Vergessen Sie aber bitte nicht, dass sich das beim anschließenden Kaffeetrinken in entspannter Atmosphäre durchaus wieder relativieren kann.

Warum hilft ein intensiver Blickkontakt beim Anbandeln?

Bleiben Sie auch beim Durchblättern einer Zeitschrift manchmal plötzlich auf einer Seite hängen, auf der ein besonders schönes Exemplar unsere Spezies abgebildet ist? Und spüren Sie dann auch dieses freudig-erregende Gefühl beim Anblick dieses attraktiven Menschen? Und: Schauen Sie besonders lange auf das Foto, wenn die abgebildete Person Sie direkt anschaut? Das ist ganz normal, denn unser Gehirn gerät von ganz allein in Verzückung, wenn wir ein attraktives Gesicht erblicken. Bei Männern

– es wird Sie nicht wundern – ganz besonders, wenn sie ein schönes Frauengesicht betrachten.

Dies fanden US-amerikanische Wissenschaftler heraus, die 23 heterosexuelle Männer im Alter zwischen 21 und 28 Jahren unter eine Art Gehirnscanner legten und deren Gehirnaktivitäten beim Anblick von männlichen und weiblichen Porträtfotos untersuchten. Eine Gruppe der Männer bewertete insgesamt 80 Fotos von schönen und eher durchschnittlichen Frauen- und Männergesichtern hinsichtlich deren Attraktivität. Die Ergebnisse dieses wissenschaftlichen Schönheitswettbewerbs entsprachen den Erwartungen: Die schönen Frauengesichter erhielten die Höchstnoten, gefolgt von den attraktiven Männergesichtern, dann kamen die normalen Männergesichter und das Schlusslicht bildeten die normalen Frauengesichter.

Eine andere Gruppe von Männern durfte bestimmen, wie lange sie jeweils die Fotos anschauen wollten. Hatten sie genug von einem Bild gesehen, konnten sie per Knopfdruck zur nächsten der 80 Porträtaufnahmen weiterschalten. Das Ergebnis: Je attraktiver ein Gesicht bewertet wurde, desto länger wurde es auch angeschaut, wobei die gemessene Betrachtungsdauer exakt der Attraktivitätsbeurteilung der anderen Männergruppe entsprach.

Interessant war allerdings, was sich in den Köpfen der Männer beim Betrachten der Fotos abspielte. Wenn die Herren ein attraktives Frauengesicht erblickten, dann wurden die gleichen Gehirnregionen aktiviert, die auch beim Sex und durch Drogen aufgrund einer erhöhten Freisetzung des Gehirnbotenstoffes Dopamin in Aufruhr versetzt werden (siehe S. 13). Bei der Betrachtung der Bilder von attraktiven Männern war die Dopaminfreude im Gehirn deutlich geringer. Hier hat man(n) es ja mit einem möglichen Konkurrenten zu tun und nicht mit einer hübschen, potenziellen Partnerin.

Die Ergebnisse dieser Studie belegen, dass es einen eindeutigen Unterschied zwischen „Schönheit“ und „Begehren“ gibt. Obwohl die männlichen Versuchsteilnehmer die Fotos von gut aussehenden Geschlechtsgenossen als durchaus attraktiv einstuften, geriet ihr Gehirn nur bei den Bildern schöner Frauen in freudige Verzückung. So mögen (heterosexuelle) Männer durchaus den Anblick von Brad Pitt, Verlangen löst jedoch eher das Abbild eines schönen weiblichen Models aus – zumindest für den kurzen Moment, bis sie wieder zur nächsten Seite in der Zeitschrift umblättern. Und wie schnell dies geschieht, hängt von einem weiteren Faktor ab: dem Blickkontakt.

2001 analysierten britische Forscher die Gehirnaktivität bei acht Männern und acht Frauen, während diesen jeweils 40 Porträtfotos vorgelegt wurden. Die Personen auf den Bildern hatten die Augen entweder dem Betrachter zu- oder von ihm abgewandt. Anschließend wurden die Versuchsteilnehmer gebeten, die zuvor gesehenen Gesichter hinsichtlich ihrer Attraktivität zu beurteilen.

Hierbei konnten die Wissenschaftler belegen, dass das Gehirn dank einer erhöhten Freisetzung von Dopamin im Lust- und Belohnungszentrum umso mehr in Verzückung geriet, je attraktiver die wissenschaftlichen Versuchsvoyeure die Personen auf den Fotos einstuften. Allerdings lösten nur diejenigen Gesichter ein molekulares Freudenfeuer unter der Schädeldecke aus, auf denen ein als schön eingestuftes Gesicht auch in Richtung des Betrachters blickte. Schauten die abgebildeten Personen in eine andere Richtung, war der Dopamineffekt deutlich geringer.

Wenn Sie demnächst eine Zeitschrift durchblättern, dann ist Ihnen jetzt klar, warum die Models der Werbeanzeigen Sie – den Betrachter – in aller Regel direkt anschauen. Und jetzt wissen Sie auch, warum ein intensiver Blickkontakt bei einer zwischenmenschlichen Kontaktaufnahme die Chancen auf ein Kennenlernen erhöht.

Warum kann man seine Flirt-Chancen in den Augen erkennen?

Endlich haben wir einen netten Menschen kennen gelernt, sitzen nun gemeinsam im Café und fragen uns, was unser Gegenüber wohl für uns empfindet. Gefalle ich ihr so wie sie mir? Findet er mich genauso attraktiv wie ich ihn?

Um hierauf eine Antwort zu bekommen, sollten Sie es einfach mit einem tiefen Blick in die Augen Ihrer neuen Bekanntschaft probieren. Hierbei sollten Sie sich vor allem auf die Pupillen konzentrieren: Sind sie klein oder groß? Die Antwort auf diese Frage hilft Ihnen möglicherweise herauszufinden, wie Ihre Flirt-Chancen stehen.

Das verräterische Geheimnis der Augen, wenn es um Sympathie geht, sind unsere Pupillen, oder genauer gesagt deren Größe. Nicht ohne Grund wird die Pupille als „Spiegel der Seele" bezeichnet. Was aber hat die Pupillengröße mit den Erfolgschancen bei einem Flirt zu tun?

Die Körperreaktionen, die wir beim Anblick eines attraktiven Menschen erleben, unterscheiden sich in nichts von unseren Empfindungen bei einer plötzlich auftretenden Angst- oder Gefahrensituation. Bei beiden Zuständen handelt es sich schließlich um Stresssituationen, wenn auch die jeweilige Ursache eine andere ist. Hauptakteur der körperlichen Erregung ist das „Stresshormon" Adrenalin, das auch bei freudiger Erregung vermehrt in die Blutbahn abgegeben wird. Was nun in unserem Körper geschieht, entspricht exakt den Körperreaktionen in einer Stresssituation: Zehnmal mehr Adrenalin als sonst gelangt ins Blut, der Puls beginnt zu rasen, uns wird heiß, und wir fangen an zu schwitzen (siehe S. 31).

Die verstärkte Adrenalinausschüttung führt auch dazu, dass sich unsere Pupillen weiten. Wozu das gut sein soll? In einer brenzligen Situation ist eine Weitstellung der Pupillen durchaus sinnvoll, da wir hierdurch Entfernungen besser abschätzen können.

Bei emotionaler und sexueller Erregung sind unsere Pupillen ebenfalls, dank Adrenalin, vergrößert, denn auch jetzt wird unser Körper auf einen Zustand gesteigerter körperlicher und geistiger Aktivität „umgestellt". So löste ein weiblicher Striptease, der im Rahmen einer wissenschaftlichen Untersuchung durchgeführt wurde, bei männlichen „Testvoyeuren" eine durchschnittliche Pupillenerweiterung um fast 20 % aus.

Umgekehrt beeinflusst die Pupillengröße eines Menschen aber auch seine Attraktivität. So beurteilten heterosexuelle Frauen und Männer Bilder des anderen Geschlechts in einer Untersuchung als besonders anziehend, wenn auf den Abbildungen Menschen mit großen Pupillen zu sehen waren. Personen mit kleinen Pupillen wurden hingegen als weniger attraktiv eingestuft. Kurzum, die Pupillenerweiterung in den aufregenden Momenten des Lebens ist gar nicht so schlecht: Wenn wir Interesse an einem Menschen haben, dann weiten sich unsere Pupillen, was uns für unsere Mitmenschen wiederum optisch ansprechender erscheinen lässt.

Wenn Sie also wissen möchten, wie Ihre Flirtchancen stehen, dann riskieren Sie ruhig einen tiefen Blick in die Augen Ihres Gegenübers. Sie müssen jetzt nur noch herausfinden, ob die Pupillen vor Angst oder aus Sympathie geweitet sind.

Warum können Frauen ihre Attraktivität mit einem Satz steigern?

Menschen finden andere Menschen unter Alkoholeinfluss oftmals deutlich attraktiver, als sie dies im nüchternen Zustand tun würden. Der Grund: Alkohol vernebelt die Wahrnehmung und weckt bei manchen Menschen gleichzeitig die sexuelle Lust, eine Kombination, die die Ansprüche an einen Partner sinken lässt. Um sich andere Menschen „schön zu trinken", muss man aber nicht wirklich mehrere Gläser „Alkoholisches" leeren. Dies trifft – laut einer wissenschaftlichen Untersuchung – zumindest auf Männer zu.

Wissenschaftler der Universität Bremen untersuchten in einer Studie die Auswirkung von Alkohol-Begriffen auf die Attraktivitätsbeurteilung von Frauenfotos bei männlichen Versuchsteilnehmern. Sie haben richtig gelesen: Es ging lediglich um Alkohol*wörter*, die auf einem Computermonitor für gerade mal 80 Millisekunden erschienen. Dies ist eine Zeit, in der wir ein Wort nicht bewusst wahrnehmen können. Für die Versuchsteilnehmer waren die Wörter somit nichts anderes als kurze Lichtblitze auf dem Bildschirm.

Doch fangen wir von vorn an: Die Forscher befragten zunächst insgesamt 82 junge Männer nach ihren Erfahrungen mit Alkohol und welche Auswirkungen Alkoholgenuss auf ihre Libido hat. Führt er zu einer Steigerung der sexuellen Lust oder erlahmt die Libido nach einigen Bierchen? Danach wurden die Versuchsteilnehmer gebeten, einen Reaktionstest zu machen, bei dem sie möglichst schnell auf einen Knopf drücken sollten, wenn ein Licht auf dem Bildschirm aufblitzte. (Sie liegen völlig richtig, wenn Sie jetzt vermuten, dass es sich bei den Lichtblitzen um die Testwörter handelte.) Danach wurden den Männern 21 Fotos von Frauen verschiedener ethnischer Herkunft gezeigt und von den Probanden hinsichtlich ihrer Attraktivität beurteilt.

Was die Männer nicht wussten: Bei einer Gruppe waren während des vorherigen Reaktionstests Alkohol-Worte wie „Bier", „Cocktail" oder „Schnaps" auf dem Monitor erschienen. Bei der anderen Gruppe blitzten hingegen nur alkoholfreie Wörter wie „Wasser", „Kaffee" oder „Limonade" auf. Wie gesagt, die Wörter erschienen und verschwanden so schnell, dass die Männer sie nicht bewusst wahrnehmen konnten.

Das kuriose Ergebnis dieser Untersuchung war, dass die unbewusst wahrgenommenen alkoholbezogenen Begriffe den gleichen Effekt bei den Männern hatten wie der tatsächliche Genuss von Alkohol. Diejenigen Männer, die vor dem Test angegeben hatten, dass ihre sexuelle Lust durch den Genuss von Alkohol gesteigert wird, bewerteten die Frauen unter Einfluss der „Alkoholwörter" als deutlich attraktiver, im Unterschied zu denjenigen Männern, bei denen Alkoholkonsum das Lustempfinden eher dämpft.

Kurz gesagt: Männer, deren Blut nach dem Genuss von ein paar Drinks in Wallung gerät, haben auch nach einer unbewussten Aufnahme von alkoholischen Begriffen mehr Lust auf Sex, wodurch ihre Attraktivitätsansprüche an eine potenzielle Partnerin zu sinken scheinen. Bei Männern, die durch Alkoholgenuss eher müde und lustlos werden, macht sich dies ebenfalls allein durch die unbewusste Wahrnehmung von alkoholischen Begriffen bemerkbar. Sie können und wollen sich Frauen nicht schön trinken.

Wenn Sie eine Frau sind und Ihre Attraktivität gegenüber einer männlichen Bekanntschaft steigern wollen, dann versuchen Sie es doch einfach mal, indem Sie ein paar „Alkoholwörter" in die Unterhaltung einstreuen. Hier ein Testsatz zum Ausprobieren: „Hallo, Ihr Bier sieht aber sehr lecker aus, fast so appetitlich wie mein Cocktail aus Rum, Wodka und Champagner." Immerhin fünf Alkoholwörter in einem Satz! Das sollte doch genügen, um den Mann mittels Sprache einen Schwips zu bescheren und seine optische Attraktivitätswahrnehmung zu beeinflussen. Bleibt nur zu hoffen, dass es sich um einen Mann handelt, bei dem dieser Spruch auch in die richtige Richtung wirkt.

Warum sollte ein verheirateter Mann besser nicht lügen?

Liebe Frauen, sicherlich hatten Sie schon einmal Zweifel, ob der Mann, der Sie in der Bar angesprochen hat, Ihre Frage: „Bist du verheiratet oder hast du eine Freundin?" auch wahrheitsgemäß beantwortet hat. Es soll ja durchaus Männer geben, die in der Hoffnung auf ein erotisches Abenteuer ihre Frau oder Freundin urplötzlich vergessen und den Ehering auf einmal in der Hosentasche verschwinden lassen.

Dank der Wissenschaft können Sie die Antwort des Mannes hinsichtlich ihres Wahrheitsgehalts ganz einfach überprüfen. Einzige Voraussetzung: Sie haben ein Spuckröhrchen dabei und kennen jemanden, der die Konzentration des männlichen Geschlechtshormons Testosteron im Speichel bestimmen kann. Hierbei sollten Sie sich folgenden Wert merken: 425 Piko-Mol pro Liter Speichel.

Aber kommen wir zunächst zu einer Untersuchung von US-amerikanischen Forschern. Die Wissenschaftler bestimmten bei 122 Studenten der Harvard Business School die Testosteronkonzentration im Speichel. Von den 122 Männern waren 34 verheiratet, hatten aber (noch) keine Kinder, 9 waren verheiratet und hatten bereits Kinder, 38 der Männer lebten in einer festen Beziehung ohne Kinder und 41 Männer waren Singles.

Die Testosteronmessergebnisse dieser Untersuchung waren eindeutig: Männer, die in einer festen Beziehung lebten, hatten um durchschnittlich 20 % niedrigere Testosteronwerte als ungebundene Männer. Bei den Vätern war der Testosteronlevel sogar um etwa 40 % niedriger als bei ihren Single-Kollegen. Der Testosteronwert bei den ungebundenen Männern betrug 425 Piko-Mol pro Liter.

Es ist also ganz einfach herauszufinden, ob Sie Ihre neue Männerbekanntschaft anflunkert: Bei einer Testosteronkonzentration um die 400 Piko-Mol pro Liter ist der Mann frei und ungebunden. Liegt der Testosteronwert 20 % niedriger, ist es nicht auszuschließen, dass er eine Freundin hat oder sogar verheiratet ist.

Auch frisch verliebte Männer haben übrigens einen deutlich erniedrigten Testosteronspiegel. Ein weiteres Indiz dafür, dass der Testosteronspiegel eines Mannes Auskunft über seinen derzeitigen „Beziehungsstatus" geben kann.

Zum Trost für alle Männer: Nicht jede Frau hat einen Bekannten zur Hand, der die Testosteronkonzentration im Speichel bestimmen kann. Nichtsdestotrotz spart man sich jede Menge Ärger, wenn man(n) die Frage nach Frau oder Freundin wahrheitsgemäß beantwortet.

Warum ist ein Streit ein guter Partnerschaftstest?

Dass Stress nicht gut für die Gesundheit ist, weiß man schon lange. Hierbei spielen vor allem die Stresshormone Adrenalin und Cortisol eine bedeutende Rolle. Möglicherweise kann man am Anstieg der Stresshormone in den hitzigen Momenten einer Partnerschaft auch ablesen, ob eine Beziehung von Dauer sein wird oder nach einiger Zeit wieder in die Brüche geht. Das jedenfalls glauben US-Forscher im Rahmen einer zehn Jahre dauernden Studie herausgefunden zu haben.

Für ihre Studie wählten die Wissenschaftler aus etwa 2000 Ehepaaren 90 frisch verheiratete und kerngesunde Paare mit einem Durchschnittsalter von 25 Jahren aus. Paare, bei denen ein Partner beispielsweise rauchte, trank oder zu Depressionen neigte, wurden von der Untersuchung ausgeschlossen. Darüber hinaus handelte es sich bei allen Versuchsteilnehmern um die erste Ehe und alle Probanden gaben an, dass sie über beide Ohren verliebt seien. Alle Ehen erfüllten somit (zumindest) zu Beginn der Untersuchung gute Voraussetzungen für eine glückliche Zweisamkeit.

Jedes Ehepaar wurde einen Tag und eine Nacht in die Untersuchungslabore des Ohio State Clinical Research Center eingeladen, wo die Paare zunächst über ein Thema diskutieren sollten, bei dem sie Meinungsverschiedenheiten hatten. (Dies soll ja auch bei glücklichen Paaren durchaus mal vorkommen.) Bei diesem Reizthema konnte es sich beispielsweise um unterschiedliche Ansichten über die Freizeitgestaltung, Anschaffungen, Geldangelegenheiten oder die von einem Partner wenig geliebte Schwiegermutter handeln. Für jedes Paar wurde so individuell ein unliebsamer Aspekt in der Partnerschaft als Streitthema festgelegt.

Vor Beginn des Disputs wurde den Paaren über einen Katheter Blut für eine spätere Bestimmung der Stresshormonkonzentrationen abgenommen. Während des 30-minütigen Streitgespräches verschwanden die Wissenschaftler hinter einem Vorhang und nahmen über eine lange Kanüle in der Mitte und gegen Ende des Streitgespräches weitere Blutproben. Anschließend wurde jedes Paar zu einem versöhnlichen Thema wie das erste Date befragt und danach, im weiteren Verlauf des Tages und in der folgenden Nacht in regelmäßigen Abständen Blut entnommen.

Nun zu den Ergebnissen: Im Verlaufe des Streitgespräches stiegen bei allen Versuchsteilnehmern die Konzentrationen der Stresshormone Adrenalin und Cortisol im Blut an, erreichten aber während des nachfolgenden „Harmoniegesprächs“ bei den meisten Probanden wieder Normalwerte. Bei etwa einem Viertel der Teilnehmer waren die Stresshormonpegel jedoch auch nach Beendigung des Disputs über einen längeren Zeitraum erhöht oder stiegen sogar noch weiter an. Ganz offensichtlich wollten sich diese Teilnehmer einfach nicht mehr beruhigen. Dieser Stresshormon-Effekt zeigte sich vor allem bei einigen weiblichen Teilnehmern, die bereits während des Streitgespräches durch ein besonders aggressives Verhalten aufgefallen waren und Sätze vom Stapel ließen wie: „Du kannst mich mal, du Blödmann!"

Nun hatten die Wissenschaftler eine lange Pause – zumindest was dieses Projekt betraf. Denn erst zehn Jahre nach dieser Untersuchung wurden die befragten Paare erneut kontaktiert. Hierbei stellte sich heraus, dass sich etwa jedes fünfte Paar in der Zwischenzeit getrennt hatte, die meisten davon innerhalb der ersten vier Ehejahre. Und nun wird es spannend: Die geschiedenen Paare hatten während des zehn Jahre zurückliegenden Streitgespräches einen um mehr als 30 % höheren Adrenalinpegel als die weiterhin glücklich verheirateten Paare. Bei den geschiedenen Frauen gab es sogar noch eine weitere interessante Beobachtung: Bei ihnen war der Cortisolpegel während des damaligen Streites doppelt so hoch wie bei den noch (offensichtlich glücklich) verheirateten Damen. Bei diesen „Stressfrauen" handelte es sich um genau diejenigen, die schon bei dem wissenschaftlichen Streitgespräch durch ihre verbalen Ausraster aufgefallen waren.

Somit scheint der Anstieg der Stresshormone bei einem Beziehungsstreit vor allem bei Frauen ein guter Indikator für das Schicksal einer Beziehung zu sein: Steigt die Konzentration von Adrenalin und Cortisol bei einem Beziehungskrach extrem an und beruhigt sich der Stresspegel nach einiger Zeit nicht wieder, dann ist es gut möglich, dass diese Partnerschaft nicht ewig hält. Aber das merkt man ja eigentlich auch ohne Kenntnis der exakten Stresshormonkonzentration spätestens dann, wenn die Kaffeetassen aufgrund von starken Adrenalinschüben immer häufiger quer durch die Wohnung fliegen.

Liebe – Amors chemische Pfeile

Warum kann es uns ganz schnell erwischen?

Es ist Samstagabend. Wir sitzen in einer Bar und unser Blick schweift durch den überfüllten Raum. Wir sehen die anderen Gäste, die in Gruppen zusammenstehen und sich angeregt unterhalten. Die Stimmung ist ausgelassen und die Bar völlig überfüllt. Wir beobachten, wie sich die Bedienung mühsam einen Weg durch die Gäste bahnt. Und urplötzlich, wie von einem Magneten angezogen, werden wir vom Anblick einer bestimmten Person gefangen genommen.

Ein Blitz des Entzückens durchfährt uns und rast bis in die Magengrube. „Wow!", ist der erste Gedanke, der uns unvermittelt durch den Kopf schießt, als wir in diese wunderschönen Augen blicken. Und auf einmal scheint die Zeit still zu stehen, denn wir nehmen nichts anderes mehr wahr als diese *eine* Person unter all den anderen Menschen. Und auf einmal scheint die Zeit still zu stehen, denn wir nehmen nichts anderes mehr wahr als diese *eine* Person unter all den anderen Menschen.

Sicherlich hat jeder von uns eine solche Situation schon einmal erlebt. Vielleicht war es nicht in einer Bar, sondern beim Einkaufsbummel in einem Ladenlokal, an der Kasse im Supermarkt oder bei einem Konzert: Wir wurden von dem Anblick einer bestimmten Person blitzartig gefangen genommen und in Windeseile durchfuhr uns ein angenehmes und gleichzeitig aufregendes Gefühl. Doch welche Macht ist am Werk, wenn wir von einem bestimmten Menschen augenblicklich fasziniert sind?

Der Reihe nach: Am Anfang steht in aller Regel der Blick beziehungsweise der Blickkontakt. Denn bevor wir einen anderen Menschen hören, riechen oder gar fühlen, sind es oftmals die Augen, die bereits eine erste „Meldung" gemacht haben. Im Bruchteil einer Sekunde strömen die wahrgenommenen optischen Sinnesreize auf uns ein, und während wir uns noch an dem Anblick eines Menschen ergötzen, läuft unser Gehirn bereits auf Hochtouren: Hat er einen Bart? Hat sie lackierte Fingernägel? Ist sie blond oder brünett? Ist er groß oder klein? In Windeseile werden alle diese Merkmale von unserem Gehirn aufgenommen, analysiert und mit unserem gespeicherten Erfahrungsschatz abgeglichen: Ein Exfreund hatte einen Bart, der beim Küssen fürchterlich kratzte, die unbeliebte Französischlehrerin hatte lackierte Fingernägel – „Pech gehabt, aus in der ersten Runde!", lautet dann die Meldung aus unserer obersten Gefühlszentrale.

Dieser Informationsabgleich in unserem Gehirn verläuft rasend schnell. In einem Experiment wurden Versuchsteilnehmer gebeten, jeweils 100 Bilder zum Thema Schönheit zu beurteilen. Die Entscheidung darüber, welche Bilder als schön und welche als weniger schön empfunden wurden, fällten die Testpersonen im Durchschnitt innerhalb von 1,3 Sekunden pro Bild!

Löst der Anblick eines Menschen eine angenehme Erinnerung aus oder, anders ausgedrückt, fällt der Erlebnisspeicherabgleich unseres Gehirns positiv aus, dann kommt die Meldung: „Achtung, hier ist ein interessanter Mensch!“ Und nun wird ein wahres Feuerwerk an Hormonen entzündet, deren molekulare Entladungen für die wunderbaren, auch körperlich spürbaren Gefühle des ersten Blickkontaktes verantwortlich sind.

Bei einem erfreulichen oder erregenden Anblick wird vor allem ein Hormon namens Phenylethylamin (kurz: PEA) in die Blutbahn gejagt. Phenylethylamin spricht insbesondere auf optische Reize an und ist der molekulare Zündstoff, dem wir die freudige Erregung zu verdanken haben, von der wir erfasst werden, wenn wir einen Menschen erblicken, der uns auf Anhieb gefällt.

Und wir alle wissen, wie es sich anfühlt, wenn dieses kleine Molekül plötzlich in unserem Körper wütet: Ein wohliger Schauer durchfährt unseren Körper, wir sind schlagartig hellwach und aufgeregt. Es hat „gefunkt“, und das nicht selten auf den ersten Blick. Natürlich heißt das nicht automatisch, dass aus diesem kurzen Moment der Verzückung eine zwischenmenschliche Beziehung oder gar Liebe entsteht. Nicht selten verschwindet der Mensch, der uns für einen kurzen Moment in freudige Erregung versetzt hat, ebenso schnell wieder aus unserem Blickfeld und somit auch aus unserem Leben.

Doch manche Menschen lässt dieser kurze, elektrisierende Anblick nicht wieder los. Sie kann man dann in der Tageszeitung unter der Rubrik „Wiedersehen“ finden. Allerdings frage ich mich immer, wie viele Hunderte von Menschen sich bei einer Annonce wie der folgenden wohl angesprochen fühlen: „Du, weiblich, warst mit Freundin am Samstag, den 12. Juli auf dem Rolling-Stones-Konzert. Du hattest eine blaue Jeans und ein weißes T-Shirt an. Unsere Blicke trafen sich kurz. Bitte melde dich. Ich möchte dich wiedersehen.“

Etwas präzisere Angaben wären hier sicherlich hilfreicher, aber wie gesagt, es kann uns innerhalb weniger Sekunden „erwischen“. Da bleibt eben nicht sonderlich viel Zeit, sich alle Details zu merken.

Warum können wir nur von Luft und Liebe leben?

Wir sind verliebt! Wir schweben auf Wolke sieben, unsere Füße berühren den Boden nicht mehr und wir sehen alles wie durch eine rosarote Brille. Wenn wir nur an unsere neue Liebe denken, beginnt unser Herz zu rasen, der Bauch kribbelt wie wild und uns wird augenblicklich heiß vor Aufregung. Was passiert da gerade mit uns? Ganz einfach: Die Hormone spielen verrückt!

In der ersten Phase des Verliebtseins befindet sich eine Vielzahl an Hormonen in unserem Körper im Ausnahmezustand. Darunter auch die Stresshormone Adrenalin und Noradrenalin. Wozu Stress jetzt gut sein soll? Zunächst einmal ist Stress nicht zwangsläufig etwas Negatives. Um schwierige Situationen bestmöglich zu meistern, werden wir durch eine verstärkte Ausschüttung der Stresshormone und deren körperlichen Auswirkungen in einen Zustand erhöhter körperlicher Fitness und Konzentration versetzt. Und wer will anzweifeln, dass es gerade zu Beginn einer Liebesbeziehung von Vorteil ist, wenn wir besonders aufmerksam und in körperlicher Höchstform sind? Dank der gesteigerten Leistungsfähigkeit können wir jetzt die ganze Nacht durchtanzen, ohne müde zu werden, und kommen mit sehr wenig Schlaf aus.

Auch das nervöse Kribbeln und die Aufregung, die wir jetzt spüren, sind Begleiterscheinungen der erhöhten Stresshormon-Ausschüttung. Da Gehirn und Körper nun mit anderen – und weitaus wichtigeren – Dingen als der Verdauung beschäftigt sind, wird Blut von den Verdauungsorganen zu anderen Organen umgeleitet, was wir in Form von „Schmetterlingen im Bauch" zu spüren bekommen. Dazu gesellen sich auch noch unfreiwillige Hitzewallungen und Schweißausbrüche (siehe S. 31).

Darüber hinaus sorgt eine erhöhte Noradrenalinausschüttung dafür, dass wir hochkonzentriert und besonders aufgeweckt sind. So nehmen wir jetzt jede Geste und jedes Wort unseres Gegenübers wahr. Wir wollen einfach alles über den Menschen wissen, der uns in solche Verzückung versetzt.

Ein weiteres Hormon, das im Zustand des Verliebtseins in Erscheinung tritt, ist das Phenylethylamin. Chemisch gesehen gehört Phenylethylamin zur Substanzgruppe der Amphetamine, die auch Hauptbestandteil vieler illegaler Rauschmittel wie Speed und Ecstasy sind. Diese Drogen haben eine aufputschende Wirkung und können teilweise auch die Sinneswahrnehmungen verändern. Fällt Ihnen etwas auf? Genau, verliebte Zeitgenossen befinden sich in einem Rauschzustand ähnlich dem von Konsumenten harter Drogen. Mit dem kleinen, aber feinen Unterschied, dass „Amors chemische Pfeile" von unserem Körper selbst produziert werden. Somit ist Verlieben ein angenehmer, aber legaler Weg, „high" zu werden.

Darüber hinaus hat Phenylethylamin eine ähnliche Wirkung wie medikamentöse Appetitzügler und unterdrückt daher unser Hungergefühl. Dies könnte erklären, warum wir keinen Hunger verspüren, wenn wir frisch verliebt sind. Oder haben Sie jemals an ein großes Steak oder Sahnetorte gedacht, wenn es Sie gerade „erwischt" hat? Dank der hungerunterdrückenden Wirkung von Phenylethylamin sind wir ganz offensichtlich in der Lage – zumindest eine sehr begrenzte Zeit –, nur von Luft und Liebe zu leben. Kurzum: Wenn wir verliebt sind, dann empfinden wir den hormonellen Ausnahmezustand mit all seinen körperlichen Begleiterscheinungen als alles andere als unangenehm. Im Gegenteil: Nervosität, Aufregung und Aufgedrehtheit gehören zum Verliebtsein einfach dazu und machen den Beginn einer Liebesbeziehung zu einer unvergesslichen und besonderen Zeit.

Auch wenn wir uns wünschen, dass der berauschende Zustand des Verliebtseins ewig anhält, irgendwann ist diese Phase vorbei. Dann ziehen sich die Stresshormone wieder langsam in ihre Speicher zurück, und zugleich verschwinden auch die „Verliebtheits-Symptome". Davon abgesehen würden wir den Zustand auf Wolke sieben nicht auf Dauer aushalten, denn unser Körper kann Stress, gleich welcher Art, nur für eine begrenzte Zeit problemlos verkraften (siehe S. 39). Wenn sich unser Hormonhaushalt nach dem Sturmlauf der ersten Verliebtheitsphase wieder etwas beruhigt hat, können wir einen entspannten, gemeinsamen Fernsehabend genießen und bekommen auch wieder etwas mehr Schlaf.

Immer wieder neue „Stress-Kicks" können allerdings dazu beitragen, die Liebe frisch zu halten. In einer wissenschaftlichen Studie wurden Ehepaare, die mehr als zehn Jahre verheiratet waren, in zwei Gruppen eingeteilt. Eine Gruppe sollte einmal in der Woche mindestens eine Stunde lang einer aufregenden, die Adrenalinproduktion fördernden Tätigkeit nachgehen, wie Bergsteigen, Fahrrad fahren oder Tanzen. Die andere Gruppe durfte es hingegen ruhiger angehen und sich mit Fernsehen, Kochen oder einem Kneipenbesuch begnügen. Nach zehn Wochen wurden die Paare nach ihrem Eheglück befragt. Die „sportliche" Gruppe war mit ihrer Partnerschaft eindeutig zufriedener als zuvor. Bei den Paaren der anderen Gruppe, die keinen adrenalintreibenden Tätigkeiten nachgegangen war, hatte sich hingegen so gut wie nichts geändert. Adrenalin sorgt somit nicht nur für die Aufregung und Nervosität zu Beginn einer Beziehung, es hält auch die Liebe jung. Und da es genügend Tätigkeiten gibt, die den Adrenalinpegel in die Höhe treiben, sollte doch jedem Paar hierzu etwas einfallen.

Warum verbringen frisch Verliebte so viel Zeit im Bett?

Das Bett spielt gerade zu Beginn einer Beziehung eine besonders große Rolle. Viele frisch Verliebte verlassen es an den ersten gemeinsamen Wochenenden nur, um kurz auf die Toilette zu huschen. Ansonsten mangelt es nicht an Ideen für interessante und aufregende „Beschäftigungen", um die gemeinsame Zeit mehr als kurzweilig zu gestalten. Warum verbringen aber gerade frisch Verliebte so viel Zeit im Bett? Nun, hierzu müssen wir kurz in das Gehirn von frisch Verliebten schauen.

Die New Yorker Anthropologin Helen Fisher untersuchte die Hirnaktivität von Männern und Frauen, während diese ein Bild ihrer oder ihres Liebsten ansahen. Das Ergebnis war mehr als eindeutig: Das Gehirn der Verliebten sah aus, als hätten sie gerade eine Prise Kokain geschnupft. Das Lust- und Belohnungszentrum in ihrem Gehirn war wie bei einem künstlichen Drogenrausch von dem Gehirnbotenstoff Dopamin, der maßgeblich an der Entstehung jeder Form von Glücksgefühl beteiligt ist, geradezu überflutet (siehe S. 13). Ganz offensichtlich läuft dieser molekulare Glücksbote auch bei Verliebten Amok und sorgt so für das unbeschreibliche Glücksgefühl der Liebe. Dieser massive Dopaminanstieg bleibt nicht ohne weitere Folgen, denn wenn der Dopaminspiegel beim Gedanken oder Anblick des geliebten Partners in die Höhe schießt, dann weckt er auch die sexuelle Lust. Bei Tieren ist diese enge Beziehung zwischen einer verstärkten Dopaminausschüttung und sexuellem Verlangen eindeutig belegt. Setzt man beispielsweise einer männlichen Ratte ein Weibchen in den Käfig, dann steigt der Dopaminspiegel beim Männchen in freudiger Erwartung auf eine Kopulation um etwa 90 % an. Dieser lustfördernde Effekt lässt sich sogar künstlich erzeugen, indem man Rattenmännchen den Botenstoff künstlich verabreicht – was ein starkes sexuelles Verlangen bei den Tieren auslösen kann. Dass Dopamin auch bei Menschen die sexuelle Lust steigert, konnte bei Patienten, die an der Parkinson'schen Erkrankung leiden, beobachtet werden. Zur Behandlung der Erkrankung nehmen diese Patienten häufig Medikamente ein, die den im Zusammenhang mit ihr erniedrigten Dopaminspiegel künstlich erhöhen. Einige der so behandelten Patienten berichteten von einer gesteigerten sexuellen Lust als „Nebenwirkung" der Medikamenteneinnahme.

Es steht außer Frage, dass uns gerade zu Beginn einer neuen Liebe jeder Gedanke an den geliebten Menschen geradezu elektrisiert und das Dopamin einen Freudentanz unter der Schädeldecke aufführt. Daher ist das Dopamin sicherlich nicht ganz unbeteiligt, wenn frisch Verliebte den ganzen Tag im Bett verbringen und die Finger einfach nicht voneinander lassen können.

Warum verhalten sich Verliebte so verrückt?

„Ist er nicht süß? Ich kann den ganzen Tag nichts anders machen als an ihn zu denken! Es ist so toll mit ihm, ich kann es gar nicht richtig beschreiben!" Kennen Sie das?

Freunde können manchmal unerträglich sein, wenn sie gerade frisch verliebt sind. Es gibt nur ein Thema: die neue Liebe. Egal was man erzählt und welche Finten man im Gespräch schlägt, nur um endlich über ein anderes Thema zu sprechen, es will einfach nicht gelingen. Das Gespräch (oder besser gesagt: der Monolog) dreht sich immer nur um die neue Liebe. Uns bleibt nur achselzuckend festzustellen: „Er/sie ist verrückt!“ und die Hoffnung, dass dieser Ausnahmezustand irgendwann vorbei ist.

Die gute Nachricht: Wir alle wissen, dass diese Phase tatsächlich nach einiger Zeit vorübergeht. Die schlechte Nachricht für alle frisch Verliebten: Wenn es uns erwischt hat, dann sind wir tatsächlich verrückt, zumindest aus biochemischer Sicht.

Die italienische Psychiaterin Donatelle Marazziti von der Universität Pisa bestimmte die Hormonkonzentration bei frisch verliebten Zeitgenossen und verglich diese mit den Hormonspiegeln von Menschen, die an einer Zwangsstörung leiden. Letztere werden ständig von zermürbenden Angstgefühlen gequält, die sie veranlassen, immer wieder bestimmte Handlungen auszuführen. So kann die Angst vor Bakterien beispielsweise dazu führen, dass sich die Betroffenen ständig die Hände waschen müssen. Als Mitauslöser hierfür gilt ein Mangel des Botenstoffes Serotonin im Gehirn (siehe S. 22).

Marazziti untersuchte die Serotoninspiegel von 20 laut eigenen Angaben frisch verliebten Studenten sowie 20 Menschen mit Zwangsstörungen. Zum Erstaunen der Wissenschaftler wiesen beide Gruppen einen „krankhaft“ erniedrigten Serotoninspiegel, also einen Serotoninmangel, auf. Ähnlich wie bei Menschen mit einem Wasch- oder Kontrollzwang lag der Serotoninpegel bei den frisch verliebten Versuchspersonen um bis zu 40 % unter dem Normalwert. Hierbei stellte sich auch heraus, dass der Serotoninspiegel umso niedriger war, je stärker das Liebesgefühl der Versuchsteilnehmer war. Aus biochemischer Sicht sind sich Zwangsneurotiker und Verliebte also sehr ähnlich. Wie Menschen mit einer Zwangsstörung können sich Verliebte nur mit einer Sache beschäftigen. Der einzige Unterschied: Bei Verliebten dreht sich alles um den angebeteten Menschen.

Diese Fixierung auf den Partner bestimmt oft das Denken und Handeln von frisch Verliebten, sodass Freunde, Arbeit und Hobbys zu Nebensächlichkeiten degradiert werden. Weitere Folgen des Serotoninmangels können Hemmungslosigkeit und völlig irrationale Handlungen sein. Kurzum, aufgrund eines erniedrigten Serotoninspiegels verhalten sich Verliebte häufig ziemlich verrückt. Wenn man sich manche verliebten Paare anschaut, kann man das nur bestätigen.

Aber keine Sorge: Mit der Zeit kommt alles wieder von selbst in Ordnung, denn nach etwa einem Jahr normalisiert sich der Serotoninhaushalt. Dann ist die erste „verrückte Phase“ des Verliebtseins zumindest aus hormoneller Sicht vorüber und die Verliebten auch wieder offen für andere Themen.

Warum macht Liebe blind?

„Er ist blind vor Liebe." Diese Redensart beschreibt anschaulich, was man verliebten Zeitgenossen gerne nachsagt. Durch die Fixierung auf den geliebten Menschen vergessen die „Betroffenen" alles um sich herum und scheinen nichts anderes mehr außer ihrem Partner wahrzunehmen. In gewisser Weise sind sie „blind" geworden. Aber kann Liebe einem tatsächlich das Augenlicht rauben? Zum Glück nicht, Liebe kann allerdings die Wahrnehmung trüben und somit zumindest ein wenig „kurzsichtig" machen.

Im Jahr 2000 untersuchten britische Wissenschaftler des University College in London Versuchspersonen im Alter zwischen 21 und 37 Jahren, die im Durchschnitt seit drei Jahren in einer festen Beziehung lebten und nach eigenen Angaben immer noch sehr in ihren Partner verliebt waren. Woher man das wusste? Man bat die Versuchspersonen unter anderem anzugeben, wie „schwer" sie in ihren Partner verliebt sind. Die Note „9" bedeutete „bis über beide Ohren", eine „1" hingegen „überhaupt nicht". Die durchschnittliche Wertung der Versuchsteilnehmer lag bei 7,6 – keine Frage, bei den Probanden handelte es sich um wahrlich verliebte Zeitgenossen, zumindest was die Selbsteinschätzung der Testpersonen betraf.

Nun legten sich die Versuchsteilnehmer unter einen Gehirnscanner und bekamen Bilder von vier verschiedenen Personen gezeigt. Ein Bild zeigte ihren geliebten Partner, drei weitere Fotos gleichgeschlechtliche Freunde des Partners. Die Testpersonen sollten bei jedem Bild an die jeweils dargestellte Person denken und sich ansonsten einfach entspannen – sicherlich keine allzu schwere Aufgabe für die Versuchsteilnehmer.

Nach dem Betrachten der Fotos wurden die Teilnehmer gebeten, für jedes Bild anzugeben, inwieweit dessen Betrachtung sie sexuell erregt hatte und wie groß das Liebesgefühl beim Anblick der verschiedenen Personen war. Eigentlich logisch: Beim Antlitz des jeweiligen Partners gaben die Versuchsteilnehmer an, dass beide Gefühle – Liebe und sexuelles Verlangen – deutlich stärker ausgeprägt waren als bei den Freunden des Partners beziehungsweise der Partnerin. Es hätte vermutlich auch ziemlich viel Ärger nach der Studie gegeben, wenn die Partner von einer anderen Bewertung Wind bekommen hätten.

Konnten die Testpersonen bei ihren Antworten noch durchaus flunkern, so bewiesen die Gehirnaufnahmen eindeutig, dass sie sehr in ihren Partner verliebt sein mussten, denn das eigentlich Interessante spielte sich im Gehirn der Versuchsteilnehmer beim Betrachten der Fotos ab. Zunächst einmal wurde ein bestimmtes Gehirnareal beim Gedanken an den geliebten Partner deutlich stärker aktiviert als bei der Vorstellung der anderen Personen. Bei der „angeschalteten" Gehirnregion handelte es sich um einen Unterbereich des Lust- und Belohnungszentrums, der immer dann aktiviert wird, wenn wir eine angenehme Erfahrung machen, und uns aufgrund einer verstärkten Dopaminfreisetzung in einen rauschartigen Glückszustand versetzt (siehe S. 13). Darüber hinaus ist dieser Gehirnabschnitt besonders reich an Andockstellen für die Botenstoffe Oxytocin und Vasopressin, die beide eine große Rolle im Zusammenhang mit dem Gefühl des Vertrauens und der liebevollen Bindung zwischen zwei Menschen spielen. Liebe macht somit glücklich, fördert das gegenseitige Vertrauen und die Bindung an den Partner. Nichts Neues, werden Sie jetzt sagen, aber es kommt noch besser.

Der Gedanke an den geliebten Partner führte nicht nur zu einer Aktivierung bestimmter Gehirnareale, erstaunlicherweise setzte er andere Gehirnabschnitte gleichzeitig außer Kraft. Bei diesen „ausgeschalteten" Gehirnabschnitten handelte es sich um diejenigen Regionen, die für die Verarbeitung von negativen Emotionen verantwortlich sind und auch bei der Entstehung von Depressionen eine Rolle spielen. Liebe ist somit ein ganz natürliches Antidepressivum.

Daneben war auch die Aktivität der Areale im Gehirn unterdrückt, die im Zusammenhang mit unserem sozialkritischen Verhalten eingeschaltet werden, zum Beispiel wenn wir abwägen, wie weit wir einem Menschen vertrauen können.

Die Tatsache, dass negative Emotionen und sozialkritisches Verhalten bei verliebten Menschen in ihrer Funktion gedrosselt sind, spricht dafür, dass Liebe tatsächlich etwas blind machen kann. Zumindest was unsere Kritikfähigkeit gegenüber der geliebten Person betrifft. Oder anders ausgedrückt: Wenn man seinen Partner von Herzen liebt, dann drückt man hier und da schon einmal ein Auge zu und räumt ihm gewisse Freiheiten ein, die man sonst nicht so einfach durchgehen lassen würde. Man ist halt etwas „blind vor Liebe".

Warum streiten sich frisch Verliebte eher selten?

Wenn wir uns verliebt haben, dann trägt die rosarote Brille, durch die wir in dieser Zeit blicken, dazu bei, dass wir unseren Partner idealisieren und schlechte Seiten und Manieren einfach ausblenden. So ignorieren wir die Socken, die wild verstreut in der Wohnung liegen, und warten auch geduldig, bis das Bad nach zwei Stunden endlich frei wird. Schon komisch, dass sich das nach einiger Zeit ändern kann und plötzlich hitzige Diskussionen aufkommen. Hier stellt sich also die Frage, warum wir zu Beginn einer Beziehung viel toleranter sind, als dies ein paar Monate später der Fall ist.

Eine Untersuchung aus Italien kann hierauf möglicherweise eine erste Antwort geben. Italienische Wissenschaftler untersuchten das Blut von 24 nach eigenen Angaben bis über beide Ohren verliebten Zeitgenossen: zwölf Männer und zwölf Frauen. Die Beziehung der verliebten Versuchspersonen durfte nicht älter als sechs Monate sein und sie mussten mindestens vier Stunden am Tag an ihren Partner denken, was über einen Fragebogen vor der Studie ermittelt wurde. Eine Vergleichsgruppe bestand aus weiteren 24 Versuchsteilnehmern, die entweder keinen festen Partner hatten oder schon lange in einer festen Beziehung lebten.

Alle Probanden wurden zur Blutprobe gebeten und darin die Konzentration folgender Hormone bestimmt: Cortisol, Testosteron, Östrogene, Androstenon und Progesteron. Bis auf zwei Hormone gab es keinerlei messbare Unterschiede in der Blutkonzentration zwischen den beiden Gruppen. Wie gesagt, bis auf zwei Hormone.

Das Hormon Nummer eins, das aus der Reihe tanzte, war das Stresshormon Cortisol. Der Cortisolspiegel lag bei den frisch Verliebten, egal ob Mann oder Frau, etwa 30 % höher als in der Kontrollgruppe. Dies bedeutet ganz einfach: Verliebtsein ist eine Form von Stress. Wer das bisher noch nicht wusste, hat nun den wissenschaftlichen Beweis. Das eigentlich Interessante dieser Studie offenbarten jedoch die Testosteronwerte. Bei den frisch verliebten Männern war der Testosteronspiegel um sage und schreibe 40 % niedriger als bei den männlichen Singles und den Herren, die schon länger in einer Partnerschaft lebten. Bei den frisch verliebten Frauen verhielt es sich erstaunlicherweise genau umgekehrt. Hier war der Testosteronspiegel bei den frisch Verliebten doppelt so hoch wie in der Kontrollgruppe.

Kurz gesagt: Während bei frisch verliebten Männern die Konzentration des männlichen Geschlechtshormons im Blut deutlich erniedrigt ist, steigt sie bei verliebten Frauen stark an. Oder anders ausgedrückt: Frisch verliebte Männer werden – zumindest aus hormoneller Sicht – weiblicher, verliebte Frauen umgekehrt etwas männlicher. Keine Frage also, das Testosteron schlägt zu Beginn einer Liebesbeziehung bei Mann und Frau im Gleichtakt.

Aus biologischer Sicht hat diese hormonelle Annäherung der Geschlechter durchaus einen Sinn. Denn gerade zu Beginn einer Beziehung ist es sicherlich von Vorteil, wenn störende (hormonelle) Differenzen zwischen Mann und Frau ausgeschaltet werden. Vielleicht ist das ja auch der Grund, warum sich frisch verliebte Paare selten streiten, die Frauen sich zu Beginn einer Beziehung für Fußball interessieren und Männer einen schmachtenden Liebesfilm ertragen. Allerdings währt dieser Zustand der hormonellen Einigkeit zwischen Mann und Frau nicht ewig. Nach spätestens zwei Jahren normalisieren sich die Testosteronpegel wieder. Dann ist der Mann wieder ganz und gar Mann und die Frau auch hormonell wieder ein Vollweib.

Und nun beschwert sich die Frau über die Kleidungsstücke des Mannes, die überall im Schlafzimmer verteilt sind, findet Fußball auf einmal langweilig und es kommt öfter mal zum Streit.

Warum versalzen verliebte Köche die Suppe?

Falls Sie schon einmal versalzenes Essen vorgesetzt bekommen haben, dann werden sie sich sicherlich gefragt haben, ob der Koch möglicherweise sprichwörtlich verliebt ist und sich daher mit dem Salzstreuer etwas vertan hat. Warum aber sagt man Verliebten nach, dass sie dazu neigen, den Speisen eine sehr salzige Note zu geben?

In einer länger andauernden Stresssituation wird das Stresshormon Cortisol vermehrt in die Blutbahn ausgeschüttet, das die Aufgabe hat, unseren Körper in dieser anstrengenden Phase vor Krankheiten zu schützen (siehe S. 38). Auch bei frisch Verliebten ist der Cortisolwert erhöht, nicht selten um bis zu 30 % im Vergleich zu seinem Normalwert. Der Vorteil für frisch Verliebte: Dank der Extraportion Cortisol können sie diese doch körperlich recht anstrengende Zeit problemlos überstehen und werden nicht so schnell krank.

Nun beeinflusst das Stresshormon Cortisol aber auch unsere Sinneswahrnehmungen. Hierbei gilt: Je mehr Cortisol im Blut kreist, desto weniger sensibel reagieren die Sinneszellen auf Reize. Dies zeigt sich unter anderem daran, dass unser Geruchs- und Geschmackssinn gegen fünf Uhr nachmittags am stärksten ausgeprägt sind, wenn der Cortisolspiegel seinen tageszeitlichen Tiefststand erreicht hat.

So führt ein erhöhter Cortisolpegel auch dazu, dass unsere Geschmackswahrnehmungen reduziert werden. Dies äußert sich unter anderem darin, dass wir Salz nicht mehr so stark schmecken wie im Normalfall. Ein Koch, der unter hohem Stress steht, läuft also Gefahr, die Suppe zu versalzen. Und wie dem gestressten Koch kann es seinem verliebten Kollegen ergehen. Auch dieser steht unter einer – wenn auch weitaus angenehmeren – Form von Stress. Von daher ist es nicht weiter verwunderlich, dass Verliebte dazu neigen, dem Essen einen besonders salzigen Geschmack zu verleihen. Eine andere, ebenso einleuchtende Erklärung für die versalzene Suppe von Verliebten kann allerdings die Tatsache sein, dass verliebte Zeitgenossen (auch) beim Kochen mit ihren Gedanken einfach ganz woanders sind. Wenn also bei Ihrem nächsten Restaurantbesuch das Essen etwas salzig schmeckt, dann wissen sie jetzt, dass der Koch entweder total unter Stress steht oder bis über beide Ohren verliebt ist. Haben Sie also etwas Nachsicht mit dem Küchenpersonal, wenn die Suppe mal versalzen ist!

Warum stärkt Liebe das Vertrauen?

Vertrauen spielt eine große Rolle in unserem Leben und ist die Basis für den Aufbau einer jeden Beziehung. Egal ob wir einen Vertrag unterschreiben, Geld verleihen oder die Einladung zu einem Rendezvous annehmen, immer wägen wir ab, ob wir uns wirklich auf einen anderen Menschen verlassen können. Aber warum gibt es Menschen, auf die wir geradezu blind zählen, und andere, denen wir nicht so recht über den Weg trauen wollen? Spielen hierbei möglicherweise auch bestimmte Hormone eine Rolle?

Um diese Frage zu beantworten, luden Schweizer Wissenschaftler 128 männliche Versuchsteilnehmer zu einem einfachen Börsenspiel ein, für das die Probanden in zwei Gruppen eingeteilt wurden: Geldanleger (Investoren) und Geldverwalter (Treuhänder). Alle Teilnehmer saßen isoliert in kleinen Boxen und kommunizierten lediglich über ein Computernetzwerk miteinander, wodurch Geldanleger und Verwalter während des gesamten Spiels anonym blieben.

Zu Beginn des Börsenspiels erhielt jeder Spieler 12 Euro Startkapital. Die Investoren konnten nun entscheiden, wie viel Geld sie einem bestimmten Treuhänder zur Verwaltung anvertrauen wollen. Der angelegte Betrag wurde dann vom Spielleiter verdreifacht. Gab der Investor beispielsweise 5 Euro ab, dann hatte der Treuhänder seine 12 Euro Startkapital plus die 5 Euro des Investors multipliziert mit drei, also zusammen 27 Euro. Der Geldverwalter, der nicht wusste, von wem er das Geld bekommen hatte, konnte nun frei entscheiden, welche Gewinnsumme er an den unbekannten Geldgeber auszahlte.

Da nie dieselben Paare zweimal miteinander spielten, konnten die Geldverwalter durch egoistisches Verhalten ihren eigenen Gewinn vergrößern, indem sie nur einen kleinen Teil des Gewinns abgaben. Sie konnten daher bei diesem Spiel nicht verlieren. Ganz im Gegensatz zu den Investoren, die den Treuhändern vertrauen mussten. Je nachdem, welchen Betrag der Treuhänder als Gewinn an sie auszuzahlen bereit war, konnte eine hohe Investition einen großen Gewinn oder einen ebenso großen Verlust bedeuten. Das Risiko bei diesem Spiel lag also ganz allein bei den Anlegern – was ja auch nicht so weit von der Realität entfernt ist.

Die Hälfte der Testpersonen bekam nun vor dem Experiment das Hormon Oxytocin über ein Nasenspray verabreicht, die restlichen Probanden nur hormonfreie Luft. Und Erstaunliches war zu beobachten: Bei den Anlegern, die zuvor Oxytocin inhaliert hatten, konnte ein deutlich höheres Vertrauen gegenüber den Treuhändern festgestellt werden. So investierte nahezu die Hälfte aus der Gruppe der „Oxytocin-Schnüffler" jeweils den Maximalbetrag. In der Gruppe der Versuchsteilnehmer, die nicht unter der Oxytocinwirkung standen, war die Risikobereitschaft deutlich geringer. Bei den Geldverwaltern bewirkte das Hormon interessanterweise rein gar nichts. Somit erhöhte das Oxytocin zwar das Vertrauen der Geldanleger gegenüber den Geldverwaltern, nicht aber die Auszahlungsbereitschaft der Treuhänder. Oder anders ausgedrückt: Eine Dosis Oxytocin fördert unseren Entschluss, Geld auf ein Sparkonto einzuzahlen, aber nicht die Bereitschaft eines Bankers, uns ein Darlehen zu genehmigen.

In einem anderen Experiment entschieden keine menschlichen Geldverwalter über die Gewinnauszahlung an den Investor, sondern ein Computer – rein nach dem Zufallsprinzip. Hierbei zeigte das Hormon keinerlei Wirkung auf die Risikobereitschaft der Investoren. Die Schlussfolgerung liegt auf der Hand: Oxytocin erhöht nur das Vertrauen in andere Menschen, nicht aber in seelenlose Maschinen.

Es ist bekannt, dass Oxytocin beim Menschen auf ganz natürliche Weise freigesetzt wird, vor allem beim Austausch von Zärtlichkeiten und beim Sex (siehe S. 118). Dies könnte erklären, warum sich gerade Liebespaare besonders viel Vertrauen entgegenbringen. Aber wie gesagt: Das Hormon wirkt nur in eine Richtung, es stärkt *unser* Vertrauen, das wir anderen Menschen entgegenbringen, hat aber keinen Einfluss darauf, wie weit uns andere Menschen trauen. Von daher gilt auch für die Biochemie der Liebe: Vertrauen ist mehr Geben als Nehmen.

Warum ist die Eifersucht zu Beginn einer Beziehung besonders groß?

„Eifersucht ist eine Leidenschaft, die mit Eifer sucht, was Leiden schafft." In diesem Sprichwort ist auf einen Nenner gebracht, was diesen quälenden Gefühlszustand auszeichnet. Rund 80 % aller Deutschen geben zu, dass sie gelegentlich mit Eifersuchtsgedanken zu kämpfen haben. Nach Untersuchungen der Gesellschaft für Rationelle Psychologie in München bezeichnen sich 32 % der Männer und 28 % der Frauen sogar als *extrem* eifersüchtig, und laut Kriminalstatistik werden in Deutschland pro Jahr rund 120 Morde aus purer Eifersucht begangen.

Das quälende Gefühl der Eifersucht kann uns in vielen Abstufungen im täglichen Leben begegnen, immer dann, wenn wir glauben, zu wenig Liebe und Aufmerksamkeit von anderen Menschen zu bekommen. So kann eine Frau eifersüchtig auf das Hobby ihres Mannes sein, durch das er ihr – nach ihrem Empfinden – zu wenig Aufmerksamkeit schenkt, oder ein Mann auf seinen Arbeitskollegen, der bei einer Beförderung bevorzugt wurde.

In aller Regel ist die Eifersucht jedoch am stärksten, wenn wir von der Angst geplagt werden, unseren geliebten Partner an einen tatsächlichen oder vermeintlichen Rivalen zu verlieren. Und gerade zu Beginn einer Beziehung ist dieses unangenehme Gefühl besonders stark. Doch warum sind wir in den ersten Monaten einer Beziehung besonders eifersüchtig und die Verlustängste so groß?

Einige wissenschaftliche Untersuchungen gehen davon aus, dass bestimmte Gehirnbotenstoffe an der Entstehung des Eifersuchtsgefühls beteiligt sind. „Hauptverdächtiger Nummer eins" ist hierbei das Serotonin, das auch einen maßgeblichen Einfluss auf unsere Stimmung nimmt (siehe S. 22).

Wissenschaftler bestimmten die Serotoninwerte im Blut von 21 Versuchspersonen, die von quälenden Eifersuchtsgedanken und starken Verlustängsten gequält wurden, und verglichen diese mit den Serotoninspiegeln von weiteren 21 Probanden, die keinerlei Eifersuchtsgedanken hatten. Das Ergebnis war mehr als eindeutig: Bei den eifersüchtigen Versuchsteilnehmern wurde im Vergleich zu den eifersuchtsfreien Probanden ein deutlich erniedrigter Serotoninspiegel gemessen.

Die Rolle von Serotonin bei Eifersucht wird auch durch Untersuchungen gestützt, bei denen extrem eifersüchtige Menschen erfolgreich mit Medikamenten, die den Serotoninspiegel im Gehirn künstlich erhöhen, behandelt werden konnten.

Aus anderen wissenschaftlichen Untersuchungen weiß man, dass die Serotoninkonzentration in unserem Gehirn ebenfalls in den Keller rauscht, wenn wir frisch verliebt sind. So haben frisch Verliebte einen um etwa 40 % erniedrigten Serotoninwert, ähnlich wie Patienten mit einer schweren Zwangsneurose. Dies erklärt, warum sich Verliebte, wie Zwangsneurotiker, den ganzen Tag nur mit einer Sache beschäftigen können – in ihrem Fall: dem heiß geliebten Partner (siehe S. 99). Daher dreht sich vor allem am Anfang einer Beziehung bei vielen Menschen alles nur noch um die geliebte Person. Logisch, dass die Verlustängste in dieser zwischenmenschlichen Annäherungsphase besonders groß sind. Hierbei spielt sicherlich auch das Vertrauen eine große Rolle, das sich ja erst im Laufe einer Beziehung aufbauen kann. Daher sind wir vor allem zu Beginn einer Partnerschaft oftmals besonders misstrauisch, sehen überall potenzielle Nebenbuhler und interpretieren das Verhalten unseres Partners nicht selten völlig falsch.

Und vielleicht führt diese „krankhafte“ Liebesfixierung in Kombination mit einem hohen Maß an Skepsis und Unsicherheit auch dazu, dass gerade frisch Verliebte besonders häufig von starken Eifersuchtsattacken geplagt werden, dessen Auswirkungen wir dann im schlimmsten Fall als Schlagzeile in der Zeitung lesen können: „Mann ersticht Frau aus Eifersucht.“

Warum sind Frauen an manchen Tagen besonders eifersüchtig?

Schon lange ist bekannt, dass sich die weibliche Stimmungslage in Abhängigkeit vom Menstruationszyklus ändern kann. So leiden viele Frauen im gebärfähigen Alter am so genannten prämenstruellen Syndrom, dem zahlreiche Symptome zugeschrieben werden, darunter auch Reizbarkeit und Aggressivität (siehe S. 63).

Kanadische Forscher von der York University in Toronto haben nun herausgefunden, dass die Hormonveränderungen im Verlaufe des weiblichen Zyklus auch beeinflussen, wie Frauen potenzielle Konkurrentinnen wahrnehmen. In ihrer Untersuchung ließen die Wissenschaftler 47 Männer und 57 Frauen insgesamt 65 Porträtfotos beiderlei Geschlechts begutachten, wobei die Versuchsteilnehmer die dargestellten Personen hinsichtlich deren Attraktivität einstuften.

Während die Männer auch nach mehrmaliger Vorlage der Fotos bei ihrer Attraktivitätseinschätzung blieben, schwankte die Beurteilung der weiblichen Versuchsteilnehmer in Abhängigkeit von ihrem Monatszyklus. An den fruchtbaren Tagen, dem Zeitpunkt, an dem der Östrogenspiegel am höchsten und die Empfängnisfähigkeit am größten ist, beurteilten die Probandinnen die Fotos von Frauen deutlich negativer als zu anderen Zeitpunkten ihres Zyklus. Hierbei ließen sie auch deutlich aggressivere Urteile zu den abgebildeten Damen vom Stapel und so manches Bild wurde mit wenig schmeichelhaften Aussagen kommentiert: „Die hat aber viele Falten!“ oder „Mann, sieht die unsympathisch aus!“

Frauen begutachten andere Frauen also an ihren fruchtbaren Tagen ganz besonders kritisch. Der erhöhte Östrogenspiegel signalisiert die Fortpflanzungsfähigkeit, und da ist jede andere Frau eine potenzielle Konkurrentin. So ist es eigentlich nicht verwunderlich, dass sie ihre Geschlechtsgenossinnen an diesen Tagen als besonders unattraktiv bewerten – offensichtlich eine Art weibliche Strategie im Konkurrenzkampf um Männer.

Als zusätzliche Abwehrstrategie gegenüber potenziellen Rivalinnen haben Frauen während ihrer fruchtbaren Tage noch einen weiteren Trick parat: Fruchtbarkeit macht Frauen schöner. Frauengesichter, die während der fruchtbaren Tage aufgenommen wurden, hatten bei Männern in Sachen Attraktivität eindeutig die Nase vorn (siehe S. 68). Kurzum: Frauen sind in der fruchtbaren Phase ihres Monatszyklus zwar eifersüchtiger, aber dafür auch besonders schön. Damit kann man als Mann doch ganz gut leben, oder?

Warum tut Liebeskummer so weh?

Wir sind verlassen worden! Tagelang sitzen wir in der Wohnung und starren abwechselnd die Wand und die Decke an. Immer wieder gehen wir zum Telefon und überprüfen, ob es noch funktioniert. Wir sind völlig fertig und könnten den ganzen Tag nur noch heulen. Keine Ablenkung hilft, den Expartner zu vergessen, und das blöde Telefon will einfach nicht klingeln! Wir essen kaum, werden nachts immer wieder wach und können nicht schlafen. Mitten in der Nacht rufen wir dann bei unserem Expartner an und legen sofort wieder auf, wenn der Hörer auf der anderen Seite abgenommen wird. Kurzum: Wir haben Liebeskummer und leiden wie ein Hund!

Oft wollen wir uns einfach nicht damit abfinden, dass wir verlassen wurden. Um die Beziehung zu retten, stellen wir oft die verrücktesten Sachen an. Wir bombardieren unseren Expartner mit E-Mails oder gehen vor dem Haus unserer Ex-Liebe auf und ab, nur in der Hoffnung, ihr noch einmal „zufällig" zu begegnen. Dass wir uns mit solchen Aktionen meist zum Gespött unserer Umwelt machen und diese Anstrengungen darüber hinaus unseren Expartner eher abschrecken, als dass sie ihn wieder in unsere Arme treiben, ist uns in diesem Moment völlig egal. Doch warum fühlen wir uns so hundeelend, wenn wir verlassen wurden, und warum veranstalten wir all diese verrückten Rettungsaktionen, über die wir später selbst einmal schmunzeln werden?

Im anfänglichen Liebesrausch schwirrt eine ganze Reihe von Botenstoffen in hohen Konzentrationen in unserem Gehirn herum, die in dieser Zeit unseren Hormonhaushalt dominieren. Hierzu zählt vor allem das Phenylethylamin, das wie ein Aufputschmittel wirkt und uns regelrecht „high" vor Liebe macht (siehe S. 96). Später, wenn es zu einer dauerhaften Bindung kommt, treten auch die körpereigenen Opiate, die Endorphine, auf den Plan. Sie versetzen uns in einen rauschartigen Zustand des Glücks und der Zufriedenheit (siehe S. 47).

Wenn wir verlassen werden, dann rauscht die Konzentration all dieser Liebes- und Glücksmoleküle auf einen Schlag in den Keller. Der „Liebeskick" des Phenylethylamins verschwindet und auch die Endorphine begeben sich auf den Rückzug. Was wir nun fühlen, sind regelrechte Entzugserscheinungen nach diesen körpereigenen Wohlfühldrogen. Als wäre das nicht schon genug, treten nun andere Hormone an die Stelle der chemischen Boten von Liebe, Lust und Leidenschaft. So führt Liebeskummer zu einem starken Anstieg der Botenstoffe Adrenalin und Dopamin. Dieser Botenstoff-Cocktail hat eine aufputschende Wirkung und löst Begehren aus. Kein Wunder also, dass wir völlig aufgedreht sind und unser Verlangen, den Expartner zu sehen, kurz nach einer Trennung besonders groß ist.

Auch das Stresshormon Cortisol, das verstärkt in den frühen Morgenstunden ausgeschüttet wird, macht sich jetzt in unserem Körper breit (siehe S. 39). Hierdurch können wir nicht mehr schlafen und laufen nachts unruhig in der Wohnung auf und ab. Durch den Schlafmangel sind wir schlapp und ausgelaugt, was dazu führt, dass wir uns noch elender fühlen, als es uns ohnehin schon geht.

Noch einmal auf den Punkt gebracht: Durch den molekularen Liebesentzug befindet sich unser Hormonhaushalt in einem Ausnahmezustand, dessen körperliche und seelische Auswirkungen wenig angenehm sind – Liebeskummer tut weh! Doch die gute Nachricht ist, dass dieser molekulare Amoklauf nach einiger Zeit vorübergeht und sich alle Hormone wieder auf ihr Normalniveau einpendeln. Dies sorgt dann für Klarheit in Kopf und Körper und wir sind wieder bereit für eine neue Liebe.

Warum hilft Schokolade nur bedingt gegen Liebeskummer?

Eine häufige Empfehlung zur Linderung der „Entzugserscheinungen" bei Liebeskummer ist der Verzehr von Schokolade. Wenn wir diese süße Last genießen, sind es jedoch nicht – wie oft behauptet wird – die in der Schokolade enthaltenen „Gute-Laune-Moleküle" Serotonin und Tryptophan, die für die stimmungsaufhellende Wirkung der Schokolade verantwortlich sind. Um deren Wirkung zu spüren, müsste ein Erwachsener etwa 20 kg Vollmilchschokolade essen. Vielmehr ist es die hohe Zuckerkonzentration in der Schokolade, die auf indirektem Wege dafür sorgt, dass sich unsere Laune durch den süßen Genuss verbessert (siehe S. 24).

Schokolade enthält auch geringe Mengen des Liebesmoleküls Phenylethylamin (siehe S. 97). Ob das Phenylethylamin in der Schokolade allerdings zu einer Stimmungsaufhellung beitragen kann, ist mehr als fraglich: Die Substanz wird nach dem Verzehr im Magen und Darm umgehend abgebaut und kann somit nur schwerlich in das Glückszentrum unseres Gehirns gelangen.

Sport ist allerdings durchaus ein probates Mittel, den Phenylethylaminpegel anzuheben. Eine britische Studie zeigte, dass die Konzentration von Phenylethylamin nach sportlicher Betätigung um durchschnittlich 75 % ansteigt. Die Lektüre von Liebesromanen oder ein herzzerreißender Liebesfilm sind ebenfalls bewährte Maßnahmen, den Phenylethylaminspiegel in die Höhe zu treiben. Hierbei erleben wir die romantischen Szenen vor unserem geistigen Auge, und unsere körpereigene Phenylethylamin-Produktion wird – wenn auch künstlich – angekurbelt. Die Folge: Wir fühlen uns gleich etwas besser.

Wenn Sie Liebeskummer haben, empfiehlt sich somit eine Runde Joggen und dann ab auf die Couch, einen Liebesfilm schauen und dabei Schokolade und Pralinen vertilgen. Das hilft zwar nur bedingt gegen den Liebeskummer, aber irgendwann kommt auch wieder eine neue Liebe und damit der ganz natürliche molekulare Glücksrausch.

Sex – Tanz der Hormone

Warum gehen Männer gern in Peepshows?

Der Glücks- und Lustgehirnbotenstoff Dopamin hat immer dann seine Finger im Spiel, wenn wir etwas begehren, und macht uns auch neugierig, vor allem auf Neues (siehe S. 14).

Es ist keine Frage: Die Aussicht auf ein erotisches Abenteuer fällt ganz eindeutig unter die Kategorie „Begehren" und in manchen Fällen auch unter die Rubrik „Neues". Der Zusammenhang zwischen Dopamin und unserem sexuellen Interesse ist recht einfach: Je mehr Dopamin in unserem Gehirn freigesetzt wird, desto stärker ist unser Verlangen, demjenigen Menschen besonders nahe zu sein, der uns gerade elektrisiert.

Um diesen Dopamineffekt zu beweisen, ließen Männer im Rahmen eines wissenschaftlichen Experiments ihren Kopf zum Thema „sexuelle Erregung" durchleuchten. Insgesamt 14 kerngesunde Versuchspersonen kamen in den Genuss, an dieser Studie teilnehmen zu dürfen.

Die gestellte Aufgabe war eigentlich recht einfach, denn die Männer sollten das tun, was sie besonders gerne machen: fernsehen. Auch das Programm war sehr männerfreundlich: Sport, Natur und Sex. Zwei Filme gab es zu sehen. Im ersten wechselten die drei Themenblöcke einander regelmäßig ab; ein paar Minuten Sport, dann etwas Sex, dann ein paar Minuten Naturaufnahmen, dann wieder Sport und so weiter. Auch beim zweiten Film wurden diese Themen in bunter Reihenfolge gemischt. Allerdings waren bei diesem Zusammenschnitt die Sexszenen deutlich länger als die Natur- und Sportaufnahmen. Die ausgewählten erotischen Filmchen waren übrigens bewiesenermaßen sehr erregend, was zuvor im Rahmen einer anderen Studie anhand der Penisschwellung bei Männern ermittelt worden war.

Auch in diesem Experiment wurde die Penisregung gemessen, indem man ein eigens für diese Studie gebautes kleines Messgerät über das beste Stück der Versuchsteilnehmer stülpte, während ihr Kopf unter dem Gehirnscanner lag – spätestens jetzt dürfte den Männern wohl der Spaß am Filmeschauen vergangen sein.

Es wird Sie sicherlich nicht wundern, dass bei dieser Untersuchung eine Penisversteifung nur bei den Sexfilmen und nicht bei den Sportberichten oder den beruhigenden Naturfilmen auftrat. Interessant war allerdings, dass immer dann, wenn sich der Penis der Versuchsteilnehmer rührte, die Dopaminfunken im Gehirn der Männer nur so stoben. Und: Je länger die Sexsequenz war, desto stärker war die Dopaminausschüttung in ihrem Gehirn.

So banal dies zunächst auch klingen mag, durch dieses Experiment konnte zum ersten Mal bewiesen werden, dass die Aktivierung der Dopaminhochburgen im Lust- und Belohnungszentrum im Gehirn maßgeblich an der sexuellen Erregung beteiligt ist. Dopamin ist also der molekulare Initialfunke, der die Lust auf Sex in unserem Gehirn weckt. Zumindest bei Männern reichen hierfür schon wenige Minuten eines erotischen Films aus – oder eben ein kurzer Abstecher in eine Peepshow.

Warum erregt Männer schon eine kurze Begegnung mit einer Frau?

Wenn sexuell erregende Reize in unser Gehirn gelangen, dann gibt dieses – angetrieben durch einen erhöhten Dopaminanstieg – den Befehl zu einer verstärkten Freisetzung des Lust- und Sexhormons Testosteron. Durch die erhöhte Konzentration dieses hormonellen „Scharfmachers“ in der Blutbahn wird unsere sexuelle Lust noch weiter verstärkt.

Bei Männern kann das ziemlich schnell gehen. Sie haben einen zehnmal höheren Testosteron-Normalpegel als Frauen und sind daher für sexuelle Reize wesentlich empfänglicher. Schon der Anblick einer nackten Frau kann den Testosteronspiegel beim Mann in null Komma nichts auf das Doppelte ansteigen lassen. Dies ist sicherlich ein – wenn nicht *der* Grund – für die hohen Auflagen des Playboy-Magazins.

Aber auch schon eine kurze Begegnung mit einer Frau kann bei Männern zu einer Testosteronwallung führen, was durch eine US-amerikanische Studie belegt wurde. An dieser Studie nahmen insgesamt 39 heterosexuelle männliche Studenten der Universität von Chicago im Alter zwischen 18 und 36 Jahren teil. Wie so oft wurden die Versuchsteilnehmer auch bei diesem Experiment zunächst über die wahren Absichten der Untersuchung hinters Licht geführt. Den Teilnehmern wurde einfach vorgegaukelt, dass sich die Studie mit dem Einfluss von Hormonen auf die Stimmung befasst.

Im Universitätsgebäude angekommen, wurden die Versuchsteilnehmer durch einen männlichen Studienleiter am Empfang begrüßt und in einen Befragungsraum begleitet. Dort teilte der Studienleiter den Probanden mit, dass sich der Interviewer, der die eigentliche Befragung durchführen sollte, leider etwas verspätet habe und dass der Proband schon einmal einen Fragebogen ausfüllen sowie eine Speichelprobe abgeben sollte.

Der Interviewer, der die Ankunft des Versuchsteilnehmers heimlich beobachtet hatte, traf exakt fünf Minuten später ein. In 18 Fällen handelte es sich um einen männlichen und in 21 Fällen um einen weiblichen Interviewer, alle im Alter zwischen 19 und 32 Jahren. Kurz nach dem Eintreffen des Interviewers verließ der Studienleiter unter einem Vorwand den Raum und ließ die Versuchsperson mit dem Interviewer allein. Und nun begann das eigentliche Experiment: Die Interviewer waren instruiert, den Versuchsteilnehmer während der Abwesenheit des Studienleiters in ein belangloses fünfminütiges Gespräch zu verwickeln.

Zum Abschluss der Untersuchung wurden alle Versuchsteilnehmer neben einer Reihe statistischer Angaben wie Alter und Studiendauer gebeten, die Attraktivität des Interviewers zu bewerten sowie eine weitere Speichelprobe abzugeben. Das war's dann auch schon für die Versuchsteilnehmer, die mit zehn US-Dollar für ihre Bemühungen honoriert wurden.

Nun machten sich die Forscher an die Auswertung. Die Antworten in den Fragebögen interessierte die Wissenschaftler bis auf die Attraktivitätsbeurteilung der Interviewer herzlich wenig. Ihr Hauptinteresse galt vor allem dem Testosterongehalt in den Speichelproben der Versuchsteilnehmer vor und nach dem fünfminütigen Gespräch mit dem Interviewer.

Die Speichelanalyse offenbarte, was wir schon immer geahnt haben: Bei den männlichen Versuchsteilnehmern, die von einem Mann interviewt wurden, waren keine Veränderungen des Testosteronspiegels messbar. Bei den Studenten, die von einer Frau befragt wurden, stieg der Testosteronspiegel hingegen im Verlaufe des Gesprächs um durchschnittlich 30 % an. Und nicht nur das: Je attraktiver die Studenten die Interviewerin beurteilten, desto höher war der messbare Testosteronanstieg – nur aufgrund einer mehr als harmlosen kurzen Plauderei mit einer Frau!

Wir wissen nicht, wie die als weniger attraktiv eingestuften Interviewer mit dieser Beurteilung klar gekommen sind. Aber diese Studie belegt, dass der Testosteronspiegel des Mannes sehr sensibel auf die Gegenwart einer weiblichen Artgenossin reagiert. Dieser Anstieg des Testosteronspiegels ist allerdings lediglich ein Zeichen dafür, dass er erregt ist – nicht mehr und nicht weniger. Denn in Sachen Testosteron gilt keineswegs die Regel: Je mehr Testosteron, desto größer die sexuelle Lust. Ein gewisser Pegel um 10 Nanogramm (ein hunderttausendstel Gramm) pro Liter Blut reicht völlig aus, dass ein Mann sexuelles Verlangen verspürt.

Und schon gar nicht führt ein weiterer Anstieg der Testosteronkonzentration über diesen Mindestpegel dazu, dass ein Mann zu einem sexuell unersättlichen und besonders potenten Liebhaber der Marke „Latin Lover“ mutiert.

Warum fühlt sich ein Orgasmus so schön an?

Der Orgasmus – er dauert beim Mann durchschnittlich nur etwas mehr als zehn Sekunden, bei der Frau zwischen zehn und neunzig Sekunden. Männer erreichen ihn nach zwei bis vier Minuten, Frauen brauchen im Schnitt 5–20 Minuten, bis sie die genussvollen Zuckungen im Unterleib verspüren.

Aber was passiert im Körper in diesem kurzen Moment der körperlichen Glückseligkeit?

Die Vorfreude darauf, bald Sex zu haben, führt vor allem beim Mann zum Anstieg eines Hormons namens Vasopressin, das nun teilweise in einer fünf- bis zehnfach höheren Konzentration im Blut kreist. Das Vasopressin unterstützt die lustfördernde Wirkung des Testosterons, wobei es etwas sanfter als sein scharfmachender Kollege vorgeht und uns vor allem offen für zärtliche Annäherungen macht. Auch bei der Frau wird bei sexueller Erregung vermehrt Vasopressin ausgeschüttet, allerdings in einem deutlich geringeren Maße, als dies beim Mann der Fall ist.

Bei Frauen tritt ein anderer Botenstoff verstärkt auf den Plan, wenn sie sexuell erregt sind. Bei ihnen steigt die Konzentration des Hormons Oxytocin, das das weibliche Geschlecht offener für sexuelle Avancen macht und so seinen Beitrag zur lustvollen Vereinigung der Geschlechter leistet. Jetzt beginnen sich die Körper der Liebenden langsam aber sicher auf die „schönste Nebenbeschäftigung der Welt" vorzubereiten. Was nun in unserem Körper passiert? Eine ganze Menge!

Unser Blutdruck steigt, das Herz beginnt zu rasen, die Atemfrequenz erhöht sich dramatisch und auf Befehl des „erregten" Gehirns schwellen die Geschlechtsorgane an. Dies wird vor allem beim Mann offensichtlich, bei dem der Blutstau im Schwellkörper eine Erektion auslöst. Zudem zieht sich nun der Hodensack zusammen und die Hoden werden durch kleine Muskeln näher an den Körper gezogen.

Bei der Frau wird innerhalb von 10–30 Sekunden nach der ersten Erregung, angetrieben durch eine verstärkte Östrogenausschüttung, die Scheide feucht, die Gebärmutter richtet sich auf, die Brüste werden größer und die Brustwarzen hart. Der zusätzliche Östrogenausstoß sorgt zudem für eine erhöhte Durchblutung des Beckenbereiches. Nun sind die Körper von Mann und Frau bestens gerüstet für den Gipfelsturm der sexuellen Lust – den Orgasmus.

Geht es zur Sache, dann sinkt beim Mann die Konzentration des Casanova-Hormons Vasopressin langsam ab, was dazu führt, dass sich der Körper des Mannes von Verführung auf reinen Sex umstellt. Dafür steigt während des Geschlechtsverkehrs sowohl beim Mann als auch bei der Frau die Konzentration des Oxytocins im Blut weiter an. Hat dort die Oxytocinmenge schließlich einen Maximalwert erreicht, dann gibt es kein Zurück mehr: Es kommt zum Orgasmus. Die geballte Oxytocinladung bewirkt, dass sich die Muskeln der Genitalien, des Beckens und des analen Ringmuskels rhythmisch zusammenziehen. Je nach Intensität überströmen Mann und Frau bis zu 15 dieser rhythmischen Wellen, anfangs sehr regelmäßig im Abstand von etwa einer Sekunde, später unregelmäßiger. Durch die Muskelkontraktionen wird schließlich auch der Samen im Penis mit einer Spitzengeschwindigkeit von etwa 20 km/h nach draußen befördert.

Die Oxytocinmenge im Blut bestimmt auch die Stärke des Orgasmus: Je mehr Oxytocin zum Zeitpunkt „X" in unserem Blut kreist, umso intensiver erleben wir die Gefühle beim Orgasmus. Beim Orgasmus selbst ist der Oxytocinspiegel im Blut um etwa das Dreifache im Vergleich zum Normalwert erhöht. Die Atemfrequenz kann sich nun um das 40fache des Normalwertes steigern, auf bis zu 60 Atemzüge in der Minute. Der Puls hämmert mit bis zu 180 Schlägen pro Minute und der Blutdruck erreicht die rekordverdächtige Marke von 220. Bei Mann und Frau kann nun für kurze Zeit eine Bewusstseinstrübung und Kontrollverlust eintreten. Manchmal führt die Ekstase sogar bis zur völligen Ohnmacht – dem „petite mort", wie der Franzose diesen Zustand liebevoll umschreibt.

Zum Zeitpunkt des Höhepunktes befindet sich eine ganze Reihe Hormone auf ihrem Zenit, darunter das „Glücksmolekül" Dopamin und körpereigene „Rauschmittel" wie die Endorphine, die für das unbeschreiblich schöne Gefühlserlebnis eines Orgasmus (mit-)verantwortlich sind. Auch der Oxytocinflut beim Höhepunkt wird nachgesagt, dass sie an den tiefen Gefühlen beteiligt ist. Hinweise hierauf erhielt man – wie so oft – durch reinen Zufall.

Im Rahmen einer wissenschaftlichen Untersuchung inhalierten freiwillige Versuchspersonen Oxytocin mit einem Nasenspray. Nach der Oxytocin-Verabreichung berichteten die Testpersonen über eine unerwartete „Nebenwirkung": sexuelle Erregung. Diesem Effekt ging man weiter auf den Grund, indem man andere Testpersonen bat, Oxytocin zu inhalieren und sich dann selbst sexuell zu stimulieren. (Natürlich befanden sich die Versuchspersonen hierbei in einem anderen Raum als die Wissenschaftler.) Die Wirkung war verblüffend: Die Testpersonen berichteten ausnahmslos über sehr gefühlvolle Orgasmen und manch einer sogar vom Orgasmus seines Lebens. Blockierte man hingegen die Wirkung von Oxytocin durch ein Medikament, so hatten die Versuchspersonen zwar einen Orgasmus, empfanden allerdings keinerlei Gefühl der Befriedigung oder Freude beim Höhepunkt.

Forscher der Universität Zürich fanden kürzlich heraus, dass auch das Hormon Prolaktin seinen Beitrag zu den tiefen Gefühlen beim Höhepunkt leistet. Das ist ein Botenstoff, der das Gefühl von Ruhe, Zuneigung und Zufriedenheit vermittelt. Unmittelbar nach dem Höhepunkt steigt die Prolaktinkonzentration steil an und trägt so zu echter und tiefer Befriedigung beim Orgasmus bei. Allerdings nur beim Sex mit einem Partner, bei Masturbation ist der Prolaktinanstieg deutlich geringer. Falls Sie der genaue prozentuale Unterschied interessiert: Sex mit einem Partner ist in Bezug auf die Prolaktinfreisetzung um 400 % befriedigender als Sex mit sich selbst.

Der lustvolle „Gipfelsturm der Gefühle" ist allerdings nur von kurzer Dauer: Nach etwa einer Minute ist die Hälfte der „Orgasmushormone" wieder abgebaut und die Erregung ebbt langsam ab.

Bei Männern fällt die sexuelle Erregungskurve nach dem Höhepunkt deutlich schneller ab als bei Frauen. So sind Männer meistens erst nach etwa zehn Minuten für neue sexuell erregende Stimulationen bereit. Als Grund hierfür gilt der erhöhte Prolaktinspiegel, der bei Männern die Wirkung des lustfördernden Botenstoffes Dopamin dämpft und zunächst eine erneute Erektion verhindert. Frauen sind nach einem Orgasmus durchaus für weitere Erregungen empfänglich und können so mehrmals hintereinander die genüsslichen Zuckungen im Unterleib erleben.

Allerdings kann man die Orgasmusfreuden nicht nur einigen wenigen Hormonen zuordnen. Man geht davon aus, dass insgesamt mehr als 50 Botenstoffe an den Empfindungen dieses ekstatischen Glücksgefühls beteiligt sind. Es wäre ja auch etwas zu simpel, wenn sich dieses Gefühl aller Gefühle auf die Aktivität von ein paar Molekülen reduzieren lassen würde.

Warum ist es ziemlich umständlich, die Echtheit eines Orgasmus zu prüfen?

Im Jahr 2003 sorgte eine wissenschaftliche Studie für Schlagzeilen, als der niederländische Neurowissenschaftler Gert Holstege die Ergebnisse seiner Untersuchung über die Hirnaktivierung beim Orgasmus veröffentlichte. Wie dieses Experiment funktionierte? Der Wissenschaftler untersuchte die Gehirnfunktion freiwilliger Versuchsteilnehmer beim Sex, genauer gesagt: bei der manuellen Befriedigung durch ihren Partner.

Um zu messen, was beim Orgasmus in unserem Gehirn passiert, gaben sich freiwillige Versuchspaare der sexuellen Lust auf einer Liege hin, während ihr Kopf von einer Art Gehirnscanner durchleuchtet wurde. Dies war mit Sicherheit keine leichte Aufgabe für die Probanden. Um mittels des Gehirnscanners verwertbare Aufnahmen zu erhalten, mussten Kopf und Körper still gehalten werden, was bei sexuellen Aktivitäten eher schwierig ist. Außerdem mussten die Probanden ihren Höhepunkt innerhalb eines vorgegebenen Zeitfensters von 40 Sekunden erreichen, da die injizierte, leicht radioaktive Substanz, die notwendig ist, um die aktiven Gehirnareale sichtbar zu machen, binnen kürzester Zeit wieder zerfällt.

Beide Herausforderungen meisterten zunächst acht weibliche Versuchsteilnehmer dank der helfenden Hand ihrer Partner. Diese stimulierten die Klitoris der Frauen und brachten ihre Partnerinnen, wie von den Forschern gewünscht, zum Orgasmus. Zu diesem Zeitpunkt registrierte der Gehirnscanner die Hirnregionen, die nun besonders aktiv waren. Zusätzlich wurden die Frauen aufgefordert, vor Beginn der Stimulationsphase einen Orgasmus vorzutäuschen, und auch diesen Moment dokumentierten die Forscher mit einer Gehirnaufnahme.

Die Unterschiede zwischen beiden „Zuständen“ waren eindeutig: Beim echten Orgasmus leuchtete vor allem ein Gehirnareal auf, in dem der lustfördernde Botenstoff Dopamin gebildet wird. Auch Drogen wie Alkohol und Kokain setzen massenhaft Dopamin in diesem Gehirnabschnitt frei und sorgen so für einen freudigen Rauschzustand (siehe S. 17). Beim vorgetäuschten Orgasmus konnte hingegen keine erhöhte Dopaminfreisetzung im Gehirn beobachtet werden. Später kamen auch elf freiwillige Männer in den Genuss des sexuellen Höhepunktes unter Beobachtung eines Gehirnscanners, und auch bei ihnen wurde der Orgasmus von einem starken Dopaminanstieg im Gehirn begleitet.

Bleibt nur die Frage offen, wie Sie zu Hause die Echtheit eines Orgasmus überprüfen können? Ein Gehirnscanner kostet eine ganze Menge Geld und Sie brauchen ziemlich viel Platz, um das klobige Gerät aufzustellen.

Warum schlafen Männer nach dem Sex oft ein?

Unter der Vielzahl an Hormonen, die beim Sex verstärkt ausgeschüttet werden, befindet sich das Vasopressin. Dieser Botenstoff ist auch an der Steuerung unseres Wasserhaushalts beteiligt und kontrolliert unser Durstgefühl und unseren Harndrang. Vasopressin wirkt hierbei als Antidiuretikum, das heißt, es vermindert den Blasendruck. Daher wird es auch antidiuretisches Hormon (oder kurz: ADH) genannt.

Eine ausreichende Vasopressinmenge sorgt dafür, dass die Blase nicht so stark gefüllt wird. Umgekehrt kann bei Vasopressinmangel die Blasenkapazität um mehr als das Doppelte des Normalwertes überschritten werden, was insbesondere nachts zu einer unwillkürlichen Leerung der Blase führen kann – dem Bettnässen. Abhilfe ist hier denkbar einfach: Man kann das fehlende Hormon über ein Nasenspray dem Körper künstlich zuführen.

Bei Kleinkindern muss diese Therapie im Normalfall nur so lange fortgeführt werden, bis der Körper Vasopressin von allein bildet, was bis zu einem Alter von sieben bis zehn Jahren dauern kann. Allerdings ist nicht immer ein Vasopressinmangel die Ursache für Bettnässen, auch seelische Probleme können zu einem unkontrollierten Wasserlassen führen; dies kann nur im Rahmen einer Psychotherapie behandelt werden.

Da Vasopressin bei sexueller Erregung und vor allem beim Geschlechtsverkehr in hohen Konzentrationen ausgeschüttet wird, verringert sich auch der Harndrang, wenn wir sexuell erregt sind. Das ist der Grund, warum wir beim Sex selten auf die Toilette müssen. Hinzu kommt sicherlich, dass wir auch nicht sonderlich viel über den Füllstand unserer Blase nachdenken, wenn wir mit anderen, viel interessanteren Dingen beschäftigt sind. Anders sieht es jedoch oftmals *vor* dem Sex aus. Da müssen manche Zeitgenossen noch schnell auf die Toilette rennen. Aber das ist eine andere Botenstoffgeschichte – hier hat das „nervös machende" Adrenalin seine Finger im Spiel (siehe S. 31).

Darüber hinaus scheint Vasopressin auch schlaffördernde Eigenschaften zu haben. So schliefen ältere Menschen, die das Hormon über einen längeren Zeitraum inhalierten, länger am Stück. Da der Vasopressinpegel beim Mann bei sexueller Erregung problemlos bis auf das Fünffache des Normalwertes hochschnellen kann, ist es somit nicht weiter verwunderlich, dass vor allem Männer häufig nach dem Sex innerhalb kürzester Zeit einschlafen. Möglicherweise erhält Vasopressin hier auch noch Schützenhilfe von den Hormonen Oxytocin und Prolaktin, denen ebenfalls nachgesagt wird, dass sie natürliche Schlafmittel sind. Auch die körpereigenen Opiate, die Endorphine, die beim Orgasmus verstärkt ausgeschüttet werden, versetzen uns in einen angenehmen, vernebelten Rauschzustand und machen müde. Die Frage der Frau nach dem Sex: „Hallo, schläfst du etwa schon?" wäre damit aus molekularer Sicht geklärt. Wie soll es einem Mann gelingen, bei der Fülle körpereigener Schlafmittel nach dem Sex noch wach zu bleiben?

Warum kann schon eine heiße Nacht verbinden?

Zur Beantwortung der Frage, warum schon eine heiße Nacht zwei Menschen aneinander binden kann, stellen wir uns zunächst einmal kurz Martin vor: Martin ist Mitte 30, sehr erfolgreich und ungebunden. Er ist ein Frauenschwarm und es mangelt ihm durchaus nicht an Gelegenheiten, seine sexuelle Lust auszuleben. An einer festen Bindung ist Martin jedoch nicht interessiert – zumindest bisher.

Eines Tages trifft er Stefanie: hübsch, humorvoll und erst der Sex – Martin kann sich nicht erinnern, jemals lustvoller durch die Laken getobt zu sein! Nach der fantastischen Nacht macht er sich, wie immer, schon sehr früh heimlich aus dem Staub. „Das war wirklich eine tolle Nacht", denkt Martin, als er darauf zur Arbeit fährt. Irgendwie ist er heute unkonzentriert, Stefanie will ihm einfach nicht aus dem Kopf gehen. Immer wieder muss er an sie denken, und er spielt sogar mit dem Gedanken sie anzurufen. „Vielleicht könnten wir ja einen Kaffee trinken gehen oder ins Kino", geht Martin durch den Kopf, als er Stefanies Nummer wählt.

Offensichtlich ist nach der heißen Nacht eine Art emotionale Verbindung zwischen Martin und Stefanie entstanden, die Martin nicht mehr loslässt. Was ist mit ihm passiert?

Um diese Frage zu beantworten, müssen wir uns kurz mit zwei kleinen Nagerarten befassen, durch deren Untersuchung man der molekularen Ursache für die Paarbindung auf die Schliche kam. Es gibt eine Mäuseart, die Präriewühlmaus, die als Paradebeispiel für Treue gilt. Trifft eine männliche Präriewühlmaus auf ein paarungswilliges Weibchen, dann geht es in sexueller Hinsicht zunächst mächtig rund. Über 24 Stunden am Stück (!) kann der Sex bei den kleinen, verliebten Tieren dauern, und nach diesem Marathonsex weichen sie einander nicht mehr von der Seite.

Wissenschaftler konnten die biochemische Ursache dieses Treueverhaltens bei den kleinen Nagern entschlüsseln, und siehe da – sie fanden im Gehirn der treuen Mäusepärchen zwei Hormone in besonders hohen Konzentrationen: Oxytocin und Vasopressin. Das Gehirn der Mäusemännchen reagiert besonders sensibel auf Vasopressin, das weibliche Mäusehirn hingegen auf Oxytocin. Oxytocin scheint somit das weibliche, Vasopressin das männliche Treueverhalten auszulösen – zumindest bei den Präriewühlmäusen.

Um ganz sicher zu gehen, dass die Treue der Präriewühlmäuse durch Oxytocin und Vasopressin bestimmt wird, verabreichte man den Tieren nun Substanzen, welche die Freisetzung dieser beiden Hormone verhindern. Nun war es auch den zuvor treuen Präriewühlmäusen auf einmal völlig egal, mit wem sie sich paarten. Nach der sexuellen Befriedigung suchten sich die Mäuse einfach einen neuen Partner – der alte Gefährte war schnell vergessen.

Allerdings muss man sich im Tierreich nicht lange umschauen, um ein völlig anderes Paarungsverhalten zu finden. Denn selbst enge Verwandte der „Liebesmäuse" nehmen es mit der Treue schon nicht mehr so ernst. So sind die australischen Bergwühlmäuse zwar eng mit den Präriewühlmäusen verwandt, zeigen aber dennoch ein völlig anderes partnerschaftliches Verhalten als ihre treuen Kollegen aus der Prärie. Die Bergwühlmaus paart sich nämlich, mit wem sie gerade Lust hat, und nach dem sexuellen Akt gehen die Tiere wieder getrennte Wege. Es wird Sie nicht weiter wundern, wenn Sie jetzt erfahren, dass die Menge an Oxytocin und Vasopressin im Gehirn dieser Mäuseart äußerst niedrig ist.

Auch bei uns Menschen, sowohl bei Frauen als auch bei Männern, werden Oxytocin und Vasopressin ausgeschüttet, vor allem beim Sex. Kurz vor dem Orgasmus dominiert Oxytocin, das beim Orgasmus seine Höchstmarke erreicht (siehe S. 114).

Daher ist es verständlich, dass diese beiden Hormone im Verdacht stehen, auch zwei Menschen aneinander zu binden und zwischen ihnen das Gefühl der Zusammengehörigkeit und tiefen Verbundenheit zu vermitteln. Einige böse Zungen behaupten sogar, dass diese „Orgasmushormone“ der Grund sind, warum es uns nach dem Sex, unter Einwirkung hoher Konzentrationen der Bindungs- und Treuemoleküle, leichter fällt, ein „Ich liebe dich“ zu hauchen.

Und dies könnte auch eine Erklärung dafür sein, was mit Martin passiert ist: Möglicherweise hat der tolle Sex mit Stefanie seinen Vasopressin- und Oxytocinspiegel derart in die Höhe getrieben, dass so etwas wie die ersten zarten hormonellen Beziehungsbande zwischen ihm und Stefanie gewoben wurden. Nun lässt Martin der Gedanke an Stefanie nicht mehr los und er möchte sie – ganz gegen seine sonstigen Gewohnheiten – wiedersehen. (Ob das auch bei Stefanie so ist, wissen wir nicht, wollen es Martin aber wünschen.)

Tatsächlich ist das, was Martin widerfahren ist, keine Seltenheit: Es soll ja häufiger vorkommen, dass zwei Menschen, die zunächst nur an einer rein sexuellen Beziehung interessiert waren, dann doch den Bund fürs Leben schlossen. Aus Sex ist Liebe geworden, und daran waren die Bindungshormone vermutlich nicht ganz unbeteiligt.

Warum macht Sex müde Beine, aber eine ruhige Hand?

Die Vorstellung, dass Sex in der Nacht vor einem Wettkampf die Leistungsfähigkeit reduziert, ist in der Welt des Sports weit verbreitet. Fußballtrainer erteilen ihren Spielern oft während eines Turniers absolutes Sexverbot, und so mancher Kurzstreckenläufer klagt über schwere Beine, wenn er sich nicht an die ihm auferlegte sexuelle Enthaltsamkeit hält.

Zunächst einmal ist Sex wie Sport: Herzfrequenz und Blutdruck steigen, das Atemvolumen wird größer, die Muskeln werden besser durchblutet und es wird natürlich auch mehr Energie verbraucht. Beim Geschlechtsverkehr liegt der Energieumsatz durch den erhöhten Stoffwechsel bei etwa 200 Kalorien – nicht viel im Vergleich zu einem Marathonlauf, aber immerhin. Sex ist also eine körperliche Anstrengung und Sex vor einem Wettkampf kann für Sportler durchaus Folgen haben. Aber die müssen nicht zwingend von Nachteil für den bevorstehenden Wettkampf sein. Warum? Es hängt ganz entscheidend von der Sportart ab.

Bei den Schnellkraftsportarten, wie zum Beispiel einem 100-m-Sprint, haben sexuelle Aktivitäten ein paar Stunden vor dem Wettkampf für männliche Athleten eher einen negativen Einfluss auf die sportliche Leistungsfähigkeit. Das liegt unter anderem daran, dass bei Männern während des Liebesakts das Geschlechtshormon

Testosteron abgebaut wird und somit dessen zusätzliche kraftgebende „Powerdosis" verloren geht (siehe S. 56). Bei weiblichen Sprintern sieht dies ein wenig anders aus, denn bei Frauen steigt die Testosteronkonzentration beim Sex an. So haben Frauen ein Quäntchen mehr aggressive Power im Blut, wenn sie Sex vor dem Wettkampf hatten. Der erhöhte Testosteronspiegel hilft ihnen, leichter und energiegeladener aus den Startblöcken zu kommen und möglicherweise auch zum Sieg.

Wenn es um sportliche Schnelligkeit geht, dann tragen auch die beim Sex und Orgasmus verstärkt ausgeschütteten Hormone Oxytocin und Vasopressin zu einem Leistungsverlust bei, die eine Gemeinsamkeit haben: Sie machen sowohl Männer als auch Frauen entspannt, schläfrig und müde. Sicherlich nicht die beste Voraussetzung für sportliche Höchstleistungen (siehe S. 117).

Bei Sportarten, bei denen eher Konzentrationsfähigkeit gefragt ist, wie beispielsweise Bogenschießen, sieht der „Sexeffekt" allerdings ganz anders aus. Hier kann es durchaus von Vorteil sein, den Wettkampf entspannt anzutreten. Sex vor dem Wettstreit und die beruhigende Wirkung der Orgasmushormone tragen dazu bei, dass die Athleten ruhiger und damit auch mit etwas mehr Zielsicherheit ausgestattet sind.

Noch einmal zusammengefasst: Wenn Sie ein Mann sind und sich auf einen 100-m-Lauf oder einen Stabhochsprung vorbereiten, sollten Sie besser auf Sex vor dem Wettkampf verzichten. Einer Frau kann es allerdings nicht schaden, sich vor dem Sprint oder einem Weitsprung noch ein wenig sexuell zu vergnügen. Und wenn Sie an einem Golf- oder Dart-Turnier teilnehmen, ist Sex sogar ein ganz natürliches Dopingmittel.

Warum hält Sex Frauen jung und Männerherzen fit?

Nun wollen wir noch einmal auf die positiven Seiten von Sex zurückkommen und der Frage nachgehen, warum Sex – wie häufig zitiert – so gesund ist.

Bei sexueller Erregung, beim Geschlechtsverkehr und beim Orgasmus wird eine Vielzahl an Hormonen in die Blutbahn gejagt. Der Sinn und Zweck dieser molekularen Botenstoffe ist es, uns auf die bevorstehende freudige Aufgabe bestmöglich vorzubereiten. Und die körperlichen Reaktionen, die diese kleinen Moleküle in unserem Körper auslösen, haben nicht nur angenehme, sondern auch gesundheitsfördernde Effekte. So sorgt das Adrenalin dafür, dass beim Sex die Durchblutung angeregt und der Körper intensiver mit Sauerstoff versorgt wird. Allesamt körperliche Reaktionen, die uns fitter und dadurch gesünder machen.

Der erhöhte Testosteronausstoß beim Sex stärkt bei Männern zusätzlich die Knochen, schützt Herz und Kreislauf und beugt so Herz-Kreislauf-Erkrankungen vor.

Britische Forscher haben über 900 Männer nach ihren sexuellen Gewohnheiten befragt und dann zehn Jahre lang ihren Gesundheitszustand beobachtet. Das Ergebnis: Die Männer, die öfter als zweimal pro Woche Sex hatten, erlitten deutlich weniger oft einen Herzinfarkt. Der Orgasmus kann Männer sogar vor Prostatakrebs schützen. Amerikanische Wissenschaftler haben in einer kürzlich veröffentlichten großen Studie bestätigen können, dass Männer, die in jungen Jahren mehrmals pro Woche ejakulieren, wesentlich seltener an Prostatakrebs erkranken als Männer, die es nur auf einige Male pro Monat bringen. Man vermutet, dass mit der Ejakulation über die Samenflüssigkeit auch krebserregende Stoffe aus dem Körper entfernt werden.

Bei Frauen werden beim Sex verstärkt Östrogene ausgeschüttet. Diese erhöhen unter anderem die Regenerationsfähigkeit der Hautzellen und schützen vor zellschädigenden „freien Radikalen". Hierdurch erscheint die Frau jünger und frischer – Sex hält Frauen also jung und macht sie schön(er)! Häufiger Sex harmonisiert darüber hinaus den weiblichen Hormonhaushalt, der Monatszyklus wird regelmäßiger und Menstruationsbeschwerden können gelindert werden.

Bei Arthritis, Kopfschmerzen und Rückenproblemen kann das Liebesspiel sogar Schmerzen lindern. Dies spiegelt sich schon allein in der Tatsache wieder, dass Kopfschmerzen nach dem Sex oft wie verflogen sind. Sexuell aktive Frauen bekommen auch seltener Osteoporose, ihr Bindegewebe wird stärker und sogar den Krampfadern können sie durch regelmäßigen Sex vorbeugen. Ebenso wie Männer profitieren Frauen auch gesundheitlich, wenn sie regelmäßig zum Orgasmus kommen. Bei ihnen sinkt das Risiko von Endometriose um etwa ein Drittel.

Diese Liste der gesundheitsfördernden Eigenschaften von Sex ließe sich noch seitenweise fortführen, was mehr als deutlich macht: Sex ist gesund! Viel Spaß also bei der nächsten medizinischen Maßnahme mit ihrem Partner!

Warum kann Sperma fröhlich machen?

Das männliche Ejakulat, etwa 3–5 Milliliter Flüssigkeit, enthält durchschnittlich 200–400 Millionen Spermien. Der größte Teil des Ejakulats besteht aus dem so genannten Seminalplasma, das in den Nebenhoden und der Prostata gebildet wird und als Transportmittel und Energiequelle für die Samenzellen dient. Neben Fruktose, Zitronensäure und anderen Substanzen, die für den Spermienstoffwechsel wichtig sind, enthält das Seminalplasma auch die Geschlechtshormone Testosteron und Östrogene.

Schon lange ist bekannt, dass die Geschlechtshormone einen Einfluss auf unsere Stimmung nehmen können: Sinkt ihre Konzentration, dann sinkt auch die Laune. Dies zeigt sich unter anderem an dem Stimmungstief vieler Frauen kurz vor der Menstruation, wenn der Östrogenspiegel seinen Tiefststand erreicht hat (siehe S. 63). Aber Männer bleiben von dem Stimmungseffekt der Sexualhormone ebenfalls nicht verschont, denn durch die naturgegebene Abnahme der Testosteronkonzentration mit zunehmendem Alter kann auch die männliche Stimmung in eine emotionale Schieflage geraten (siehe S. 64).

Nach einer Aufsehen erregenden Studie mit 293 College-Studentinnen in den USA warteten Wissenschaftler nun mit einer interessanten These auf: Die im männlichen Ejakulat enthaltenen Geschlechtshormone können auch die Stimmung der Frau beeinflussen. Wie die Forscher darauf kamen? Die Studienteilnehmerinnen, deren Partner beim Geschlechtsverkehr *keine* Kondome benutzten, litten deutlich seltener an Depressionen als Frauen, die beim Geschlechtsverkehr auf Kondome vertrauten. Auch seltener Geschlechtsverkehr hatte einen negativen Einfluss auf die seelische Verfassung der jungen Frauen: Die Häufigkeit von Depressionen nahm mit der Dauer einer sexuellen Enthaltsamkeit deutlich zu.

Diese Ergebnisse – so die Forscher – könnten mit der antidepressiven Wirkung der in der Spermienflüssigkeit enthaltenen Östrogene und Testosteron zusammenhängen, die während des Geschlechtsverkehrs über die Vagina rasch in die Blutbahn aufgenommen werden und damit möglicherweise zu einer Stimmungsaufhellung der Frau beitragen.

Eines sollte man jedoch nicht vergessen: Der Verzicht auf Kondome macht Frauen vielleicht etwas glücklicher, aber die Gefahr der Übertragung von Erkrankungen wie HIV und Hepatitis bei ungeschütztem Verkehr hat sicherlich weitaus dramatischere Folgen.

Warum finden wir uns manchmal in fremden Betten wieder?

Nun zu einer Frage, die immer wieder heiß diskutiert wird und auf die auch die Wissenschaft bisher noch keine klare Antwort liefern kann: Die Frage, warum wir fremdgehen. Immerhin gibt jeder dritte Deutsche an, sich schon einmal in fremden Betten vergnügt zu haben.

Zum Thema Seitensprung gibt es mehrere Theorien, die immer wieder hitzig diskutiert werden. So glaubt eine Fraktion von Forschern, dass die Ursache von Untreue auf hormonelle Veränderungen im Körper zurückzuführen ist. Treiben uns also schlicht und ergreifend körperliche Entzugserscheinungen in andere Betten?

Man weiß, dass der Körper im Zustand der Verliebtheit zahlreiche Botenstoffe ausschüttet. So wird auch das geradezu berauschend machende Phenylethylamin, das für eine Hochstimmung, Heiterkeit und Euphorie sorgt, verstärkt in die Blutbahn abgegeben, wenn es zwischen zwei Menschen „gefunkt" hat (siehe S. 97).

Doch leider ist der molekulare Rausch der ersten Liebesphase nicht von unbegrenzter Dauer. Nach etwa drei bis vier Jahren sinkt die Phenylethylaminkonzentration im Körper wieder auf ihren Normalwert ab. Die messbare Folge: Der anfängliche, berauschende Hormon-Kick verschwindet. Dies geschieht bei Männern übrigens deutlich schneller als bei Frauen.

Auf hormoneller Ebene versuchen nun andere Botenstoffe, die Regie über die traute Zweisamkeit zu übernehmen. Hierzu zählen die Bindungs- und Kuschelhormone Oxytocin und Vasopressin, die dazu beitragen, dass aus dem Zustand des Verliebtseins eine längerfristige Liebe entsteht. Unterstützung erhalten sie hierbei von den körpereigenen Opiaten, die ebenfalls das Gefühl von Sicherheit und Geborgenheit zwischen zwei Menschen verstärken.

Jetzt entscheidet sich allerdings auch, welche Hormonwirkung stärker ist: Die körperlichen Entzugserscheinungen durch den Phenylethylamin-Abfall oder die bindende Wirkung von Oxytocin, Vasopressin und den Endorphinen? Überwiegen die Phenylethylamin-Entzugserscheinungen, finden wir uns schon mal in fremden Betten wieder, um unsere „Sucht" nach einem neuen Phenylethylamin-Rausch zu stillen. Bei einem hormonellen Sieg der Kuschel- und Bindungshormone können wir uns nichts Schöneres vorstellen, als zusammen mit unserem Schatz auf der Couch mit einer Tüte Chips auf dem Bauch vor dem Fernseher zu sitzen. Die Entscheidung nehmen uns hierbei die Hormone ab, so diese Fremdgeh-Theorie.

Aber ob nun Hormone oder andere Gründe als Entschuldigung für einen Seitensprung herhalten müssen – den Betrogenen werden diese Ausflüchte sicherlich nicht überzeugen. Da ist sich sogar die Wissenschaft völlig einig.

Warum sind häufig wechselnde Geschlechtspartner ungesund?

Nachfolgend eine kleine Argumentationshilfe zum Thema: „Warum man besser nicht fremdgehen sollte!" Es ist nämlich so, dass man nicht nur Stress durch das schlechte Gewissen nach einem Seitensprung hat, auch für den Körper selbst ist Fremdgehen der reinste Stress. Genauer gesagt: für das Immunsystem der Frau.

Australische Wissenschaftler haben herausgefunden, dass ein neuer Sexualpartner die Immunabwehr einer Frau regelrecht in Alarmbereitschaft versetzt, und das nicht vor lauter Verzückung. Fremde Spermien, beziehungsweise die darin enthaltenen Proteine, so fanden die Forscher heraus, werden vom Körper der Frau zunächst als unbekannte Eindringlinge eingestuft. So ergeht es neuen Spermien zunächst nicht anders als anderen körperfremden Substanzen: Sie werden wie alle „Fremdkörper", beispielsweise Grippeviren, durch die körpereigene Immunabwehr bekämpft, wodurch der weibliche Körper kurzfristig in Aufruhr versetzt wird. Die Folgen hiervon können Hautreizungen und Entzündungen bis hin zu schweren allergischen Reaktionen sein. In besonders extremen Fällen einer solchen „Spermienallergie" kann schon ein winzig kleiner Spermatropfen auf der Frauenhaut schwerste Hautreaktionen auslösen.

Doch nun zur guten Nachricht für alle treuen Zeitgenossen: Dem Samen gelingt es im Lauf der Zeit, den Körper der Frau „freundlich" zu stimmen. Dieser Prozess kann zwar bis zu vier Monate andauern, doch danach ist die Stressgefahr für die Frau gebannt. Sex mit dem gleichen Partner ist somit gesünder als die Attacke neuer und damit fremder Spermien, die das Immunsystem der Frau immer wieder auf eine harte Probe stellen.

Dieser Spermien-Gewöhnungseffekt soll übrigens auch vor Komplikationen während einer Schwangerschaft schützen. Schläft eine Frau schon länger mit dem Vater ihres Kindes, so ist das Komplikationsrisiko einer Schwangerschaft bis zu achtmal geringer als bei einem neuen Partner, so das Ergebnis einer weiteren „Spermien-Untersuchung". Wenn es also eine Frau nach dem Geschlechtsverkehr mit einem (neuen) Partner am ganzen Körper juckt, dann hatten die Spermien des Mannes noch nicht genug Zeit, sich ihrem Immunsystem „vorzustellen". Und wenn es nicht brennen und jucken soll, dann tollt man besser mit dem gleichen Partner durch die Laken – wenn man denn einen hat.

Warum kann die Antibabypille ein Lusttöter sein?

Eine US-Studie hat einen schon länger bestehenden Verdacht erhärtet: Frauen, die die Antibabypille über längere Zeit nehmen, können die Lust am Sex verlieren.

Schon in früheren Untersuchungen tauchte die Vermutung auf, die Pille könne sich auf die sexuelle Lust der Frau negativ auswirken. Bisher ist man jedoch davon ausgegangen, dass sich dies nach dem Absetzen der Pille wieder normalisiert. Der Forscher Irwin Goldstein konnte nun anhand von Patientendaten und Hormonmessungen nachweisen, dass die Antibabypille die Libido einer Frau beeinträchtigen kann, sogar für den Rest ihres Lebens. Goldstein untersuchte insgesamt 125 Frauen mit Sexualstörungen, wobei etwa die Hälfte der Frauen die Pille nahm, ein Drittel diese in der Vergangenheit genommen hatte und die restlichen Patientinnen noch nie hormonell verhütet hatten.

Die über einen Zeitraum von mehr als einem Jahr durchgeführte Hormonanalyse zeigte ein sehr beunruhigendes Ergebnis: Die Blutkonzentration eines bestimmten

Eiweißstoffes, des Sexualhormon bindenden Globulins (kurz: SHGB), lag bei den Frauen, die die Pille einnahmen, um 300–700 % über dem Normalwert. Der Anstieg dieser Substanz wurde nach Meinung des Wissenschaftlers durch das künstlich zugeführte Sexualhormon Östrogen, das Bestandteil der Antibabypille ist, verursacht. Und die Folgen dieses Hormonanstieges sind durchaus gravierend: Eine Frau hat nur dann Lust auf Liebe, wenn ihr Testosteronspiegel nicht unter einen bestimmten Mindestwert absinkt. Das durch die Pilleneinnahme erhöhte SHGB bindet jedoch etwa 40 % des frei im Blut zirkulierenden Testosterons. Diese Verringerung des zur Verfügung stehenden Testosterons kann sich durchaus negativ auf die sexuelle Lust einer Frau auswirken. Die Konzentration von SHGB sank zwar wieder, nachdem die Frauen die Pille abgesetzt hatten, allerdings lag sie weiterhin bis zu viermal über dem Wert von Frauen, die nie die Antibabypille genommen hatten.

Interessant war, dass nicht alle „Pillen“ den Testosteronspiegel gleich stark senkten. Vor allem Antibabypillen mit einer konstant hohen Östrogenfreisetzung über den gesamten Einnahmezeitraum verursachen eine starke Senkung des Testosteronspiegels. Mittlerweile gibt es jedoch eine ganz Reihe von Antibabypillen, deren Hormonkonzentrationen über den Einnahmezyklus unterschiedlich dosiert sind. Somit kann heute nahezu jede Frau eine Pille finden, die ihre Sexualität weniger negativ oder im besten Fall überhaupt nicht beeinflusst.

Schwangerschaft – hormonelle Nachwuchskontrolle

Warum können wir riechen, wann der Zeugungszeitpunkt günstig ist?

Sie wünschen sich ein Kind? Prima, dann folgen Sie doch einfach mal Ihrer Nase, vielleicht kann die Ihnen ja dabei helfen, den idealen Zeitpunkt zur Zeugung von Nachwuchs zu erkennen.

In einer US-amerikanischen Untersuchung ließen Wissenschaftler 52 Männer an T-Shirts riechen, in denen zuvor Frauen mehrere Tage genächtigt hatten. Die T-Shirt-Trägerinnen wurden gebeten, sich während der Tragephase von starken Gerüchen fern zu halten, sich nur mit unparfümierten Toilettenartikeln zu waschen und auf Sex, Zigaretten und geruchsintensive Gewürze wie Knoblauch zu verzichten – keine Frage, eine harte Zeit für die Frauen im Dienste der Geruchsforschung!

Der Geruchstest offenbarte, dass die Männer durchweg den Duft der T-Shirts als besonders angenehm und stärker erregend empfanden, die von Frauen während ihrer empfängnisbereiten Zeit, also kurz vor dem Eisprung, getragen wurden. T-Shirts, in denen Frauen während anderer Phasen ihres Zyklus geschlafen hatten, lösten hingegen keine derart angenehmen Empfindungen bei den „schnüffelnden" Männern aus. Wenn ein Mann also den natürlichen Geruch einer Frau als besonders betörend empfindet, dann ist es nicht unwahrscheinlich, dass sich die Dame seines Herzens gerade in einer Phase befindet, die zur Zeugung eines Kindes besonders günstig ist.

Aber auch Frauen können gewissermaßen riechen, wann aus Sicht der Fortpflanzung die beste Zeit für Sex ist, denn Frauen empfinden den stechend-schweißigen Geruch der männlichen Achselhöhle nicht immer gleich: Befinden sich Frauen kurz vor ihrem Eisprung, dann ändert sich ihre Empfänglichkeit für den sonst eher als müffelnden Gestank verachteten Männerschweiß, und das männliche „Duftbukett" wird nun als weniger unangenehm empfunden. Ist der Zeitpunkt für eine Befruchtung günstig, dann ist die Frauennase also plötzlich nicht mehr so anspruchsvoll und lässt auch schon mal einen etwas strenger riechenden Mann näher (genauer gesagt: sehr nahe) an sich heran.

Wenn sie also den natürlichen Körpergeruch Ihres Partners als besonders angenehm empfinden, dann sind die Voraussetzungen für die Zeugung von Nachwuchs ideal – zumindest aus Nasensicht.

Warum können Männer den Takt bei Frauen angeben?

1971 publizierte die Psychologin Martha McClintock von der Cambridge Universität in den USA eine Aufsehen erregende Arbeit über die Monatsblutung von Frauen. In der Untersuchung an insgesamt 135 Internatsschülerinnen im Alter zwischen 17 und 22 Jahren konnte die Forscherin zeigen, dass sich der Beginn des Menstruationszyklus von Frauen, die zusammen auf einem Zimmer wohnten oder eng befreundet waren, im Lauf der Zeit anglich.

Um diese Ergebnisse zu untermauern, führte McClintock 1998 eine weitere, nicht ganz so appetitliche Untersuchung durch. In dieser Studie trugen Frauen einen Tag lang einen Wattebausch unter der Achselhöhle, der danach dreimal wöchentlich über einen Zeitraum von vier Monaten an den Oberlippen anderer weiblicher Testpersonen abgewischt wurde. Je nachdem, in welcher Phase des Zyklus sich die Wattebauschspenderinnen befanden, ließen sich die Zyklen der „Duftempfängerinnen" entweder verlängern oder verkürzen und so mit der Duftspenderin synchronisieren.

Diese Untersuchung wurde als Hinweis darauf gewertet, dass Körperausdünstungen, genauer gesagt die darin enthaltenen Boten- und Lockstoffe, die Pheromone, als „fliegende" Taktgeber den Menstruationszyklus von Frauen gleichschalten können (siehe S. 66). Man vermutet, dass die „übertragenen" Pheromone unter anderem zu einem Anstieg des so genannten luteinisierenden Hormons (LH) führen, das den Eisprung auslöst und mit anderen Hormonen den Monatszyklus der Frau reguliert.

Es gibt jedoch auch Untersuchungen, in denen der Effekt einer solchen Menstruationsanpassung nicht beobachtet werden konnte. So wiesen 29 lesbische Paare keinen synchronen Beginn ihrer Menstruation auf. Ebenso war keine Gleichschaltung der Menstruationszyklen bei einer weiblichen Basketballmannschaft zu beobachten, die sich in den Dienst der Wissenschaft stellte. Andererseits trat bei einem weiteren Wohnexperiment, für das Frauen eigens in „Big Brother"-Manier zusammenlebten, bei etwa einem Drittel der teilnehmenden Frauen innerhalb von drei Monaten die Monatsblutung gleichzeitig auf.

Kurzum: Man geht mittlerweile davon aus, dass das Phänomen der so genannten synchronen Menstruation tatsächlich existiert. Der Körper einer Frau scheint jedoch nicht so einfach zu funktionieren, dass dieses Phänomen immer und überall auftritt, wo viele Frauen zusammen sind.

Bisher bleibt allerdings die Antwort auf die Frage offen, welchen biologischen Sinn die Häufung vieler gleichzeitig fruchtbarer Frauen haben könnte. Eine Theorie geht davon aus, dass es früher für Frauen durchaus von Vorteil war, zur gleichen Zeit zu gebären, da hierdurch die Aufzucht der Kinder einfacher und sicherer war. Aber hierfür fehlen bisher eindeutige Belege.

Interessanterweise kann der Menstruationszyklus von Frauen auch durch die Gegenwart von Männern beeinflusst werden. Dies belegte eine Studie, bei der man Frauen regelmäßig männliche Schweißausdünstungen unter die Nase tupfte. Und siehe da: Nach etwa drei Monaten pendelte sich der Menstruationszyklus der Frauen auf einen etwa 28-Tage-Rhythmus ein, indem sich zuvor längere Zyklen verkürzten und unregelmäßige wieder einen normalen Rhythmus zeigten.

Biologisch hat diese Beeinflussung des weiblichen Monatszyklus durch die Gegenwart eines Mannes durchaus Sinn. Warum sollte eine Frau in Abwesenheit von Männern regelmäßig in einen – in dieser Situation eher unnötigen – Eisprung investieren? Sind jedoch Herren in der Nähe, so wird der Körper auf eine mögliche Empfängnis umgestellt, deren Voraussetzung nun mal ein regelmäßiger und häufiger Eisprung ist.

Warum erhöht ein Kinderwunsch die sexuelle Lust?

Es gibt es noch einen weitere natürliche Duftnote, die vor allem Frauen anmacht: Der Duft stillender Mütter. Das ist das Ergebnis einer Studie der Universität Chicago. Bei diesem Experiment mussten beträufelte Wattestäbchen herhalten. Die Wissenschaftler betunkten diese mit Speichel und Schweiß von stillenden Müttern sowie deren Babys und rieben die Essenz kinderlosen Frauen unter die Nase. Zum Vergleich tupften sie einer anderen Gruppe von Frauen lediglich eine geruchlose Alkohollösung unter die Nase. Zwei Monate lang wurden insgesamt 47 Frauen die entsprechenden Tinkturen regelmäßig verabreicht. Natürlich wussten die Frauen nicht, was sie sich da unter die Nase rieben und was die wahren Hintergründe dieser Untersuchung waren.

In der anschließenden Befragung berichtete jede vierte Frau aus der „Baby- und Muttergeruch"-Testgruppe von einem gesteigerten sexuellen Verlangen. In der Kontrollgruppe, die sich nur eine geruchslose Lösung unter die Nase gerieben hatte, stellten die Frauen hingegen keinerlei Veränderung ihrer sexuellen Lust fest. Ganz offensichtlich sind im Schweiß von Säuglingen und deren Müttern chemische Substanzen enthalten, die bei anderen Frauen einen Kinderwunsch und somit die sexuelle Lust wecken. Welche „fliegenden Botenstoffe" hierfür verantwortlich sind, ist bisher jedoch noch völlig unklar.

Falls die Ergebnisse dieser Studie zutreffen, dann sollten Hebammen und Krankenschwestern auf Säuglingsstationen ein besonders ausgeprägtes sexuelles Verlangen haben, doch das hat bisher – soweit ich weiß – noch niemand untersucht.

Wenn ein Mann also den Kinderwunsch bei seiner Partnerin wecken möchte, sollte er ihr einfach mal ein Baby in den Arm drücken. Spricht dies nicht die Muttergefühle an, dann besteht immerhin noch die Chance, dass die sexuelle Lust bei der Frau angekurbelt wird.

Aber auch der Mann kann seinen Beitrag leisten, wenn der Wunsch auf Nachwuchs in einer Beziehung erwacht. Wie? Er kurbelt einfach seine Testosteronkonzentration an – allerdings ohne dass er sich dessen bewusst ist.

Die Konzentration des molekularen „Scharfmachers" Testosteron im Körper eines Mannes ist nicht immer gleich hoch, sondern wird sowohl durch äußere Reize als auch durch zeitabhängige biologische Schwankungen bestimmt. So wird Testosteron bei Männern vermehrt in den frühen Morgenstunden freigesetzt, was ihre gesteigerte Lust auf körperliche Liebe gerade zu dieser Tageszeit erklärt. In jahreszeitlicher Hinsicht hat der Testosteronspiegel eines Mannes im Herbst Hochsaison.

Im Rahmen einer Studie konnte nun gezeigt werden, das Männer, die sich ein Kind wünschen, einen höheren Testosteronspiegel aufweisen als Männer ohne Kinderwunsch. Interessant ist hierbei, dass sich ihr Testosteronspiegel dem weiblichen Zyklus anpasst und an den fruchtbaren Tagen der Partnerin seinen Höchstwert erreicht. Dies hat durchaus erfolgsversprechende Folgen: Der höhere, auf den biologischen Rhythmus einer Frau abgestimmte Testosteronpegel fördert die sexuelle Lust beim Mann genau zum richtigen Zeitpunkt. Beste Voraussetzungen also für die (erfolgreiche) Zeugung von Nachwuchs.

Und noch etwas Interessantes haben Wissenschaftler herausgefunden: Bei frisch „gebackenen" Vätern sinkt der Testosteronspiegel mit der Geburt des Kindes deutlich. Dies wird als Hinweis darauf gewertet, dass die Natur es so eingerichtet hat, dass ein Vater eher seine fürsorgliche als seine aggressive und lustbetonte Seite auslebt. Oder anders ausgedrückt: Junge Väter ziehen die Fürsorge für die Familie einer ausschweifenden Kneipentour mit ihren Freunden vor.

Warum bekommen dominante Frauen eher männlichen Nachwuchs?

Das Geschlecht eines Kindes wird von demjenigen Spermium bestimmt, das die Eizelle als erstes erreicht und diese befruchtet. Da in der Samenflüssigkeit eines Mannes nahezu gleich viele Spermien mit einem (weiblichen) X-Chromosom wie „männliche" Spermien mit einem Y-Chromosom enthalten sind, stehen die „Geschlechts-Chancen" von Nachwuchs theoretisch 50 : 50. Tatsächlich kommen bei Geburten statistisch 103 Jungen auf 100 Mädchen.

Manche Eltern wünschen sich nichts mehr als einen Jungen, andere ein Mädchen und wieder anderen ist das Geschlecht ihres Kindes völlig egal – Hauptsache, das Kind ist gesund! Doch kann man das Geschlecht des Kindes tatsächlich beeinflussen?

In der Presse kursieren immer wieder Methoden, mit denen dies angeblich möglich sein soll. Viele davon sind mehr als fragwürdig, einige lassen immerhin eine leichte Tendenz erkennen. Begeben wir uns also auf die wissenschaftliche Erklärungssuche zum Thema „Wunschgeschlecht eines Kindes".

Der Arzt Landrum Shettles wartete mit der Theorie auf, dass das Geschlecht des Kindes durch den Zeitpunkt des Geschlechtsverkehrs beeinflusst werden kann. Seine These: Spermien, die das „männliche" Y-Chromosom tragen, sind zwar schneller, aber auch kurzlebiger als Spermien mit dem „weiblichen" X-Chromosom. Daher soll Geschlechtsverkehr zum Zeitpunkt des Eisprungs oder kurz danach die Chance erhöhen, dass ein Junge gezeugt wird. Wünscht man sich hingegen ein Mädchen, sollte der Geschlechtsakt zwei bis drei Tage vor dem Eisprung stattfinden, so die Empfehlung von Dr. Shettles. Die Wahrscheinlichkeit für die Zeugung von weiblichem oder männlichem Nachwuchs soll bei Anwendung dieser Methode bei etwa 70 % liegen.

Eine weitere Untersuchung zum Thema „Wie kann ich das Geschlecht meines Kindes beeinflussen?", bei der mehr als 86 000 Geburten analysiert wurden, kam zu dem Ergebnis, dass verheiratete oder zusammenlebende Eltern im Vergleich zu Alleinerziehenden tendenziell eine höhere Chance haben, männlichen Nachwuchs zu bekommen. Basierend auf den Studiendaten sei die Wahrscheinlichkeit, männlichen Nachwuchs zu bekommen, bei zusammenlebenden Paaren um 14 % erhöht. Der Erklärungsversuch der Wissenschaftler: Männliche Embryos seien weniger robust als weibliche, sodass eine stabile Partnerschaft bessere Voraussetzungen für die gesunde Aufzucht eines „anfälligeren" Jungen bietet.

Eine weitere Hypothese: Das Geschlecht des Kindes hängt davon ab, wie dominant die Mutter ist. Im Körper von dominanten Frauen, so die Annahme, kreisen höhere Testosteronkonzentrationen, was die Zeugung von männlichem Nachwuchs begünstigt. Die Vertreter dieser Theorie vermuten, dass das männliche Sexualhormon die Eizelle empfänglicher für „männliche" Y-Spermien macht. Bei weniger tonangebenden Frauen sei dieser Testosteroneinfluss geringer, wodurch die Einnistung eines „weiblichen" X-Chromosoms bevorzugt wird.

Auch das Gewicht der Mutter vor der Geburt soll einen Einfluss auf das Geschlecht des Kindes nehmen. Italienische Forscher haben den Zusammenhang zwischen dem Körpergewicht der Mutter und dem Geschlecht des Babys bei fast 10 000 Geburten untersucht. Sie fanden heraus, dass Frauen, die unter 54,6 kg wiegen, weniger Jungen gebären als solche, die ein paar Pfunde mehr auf den Hüften haben.

Wissenschaftler der Universitätsklinik von Kopenhagen und ihre japanischen Kollegen untersuchten den Einfluss des Rauchens auf die Geburt von mehr als 11 000 Kindern und stellten fest, dass bei Eltern, die bis zu 20 Zigaretten rauchten, mehr Mädchen als Jungen geboren wurden. Bei den Nichtrauchern verhielt es sich umgekehrt. Hier hatte das männliche Geschlecht die Nase leicht vorn. Bevor Sie jetzt allerdings mit dem Rauchen beginnen, falls Sie sich nichts sehnlicher als eine Tochter wünschen, bedenken Sie bitte, dass Rauchen zwar möglicherweise Ihren Mädchen-Wunsch unterstützt, aber die Gefahr von Schwangerschaftskomplikationen und Fehlgeburten deutlich erhöht.

Wenn man diesen Untersuchungen und Theorien Glauben schenken will, dann lautet die kurze Zusammenfassung aller Studienergebnisse: Wenn es ein Junge werden soll, empfiehlt es sich, verheiratet zu sein oder zumindest mit seinem Partner zusammenzuleben, die angehende Mutter sollte dominant sein und über 55 kg wiegen, beide Eltern sollten Nichtraucher sein und der Geschlechtsverkehr unmittelbar vor dem Eisprung stattfinden.

Bisher konnte allerdings der Erfolg keiner dieser Methoden und Praktiken eindeutig belegt oder bewiesen werden. Daher sollte man besser einfach den Spaß am Sex genießen und das Geschlecht des Kindes dem Zufall überlassen – Hauptsache, das Kind ist gesund!

Warum haben Schwangere Heißhunger auf saure Gurken?

Während der Schwangerschaft entwickeln Frauen oft die aberwitzigsten Essgelüste. Gerade noch haben sie mit Heißhunger ein Glas saure Gurken geleert, schon schmachten Sie nach einem Nutellabrot, und morgens um halb vier findet man sie vor dem Kühlschrank, genussvoll ein paar salzige Heringsfilets verschlingend.

Eigentlich kann jedes Nahrungsmittel die Begierde einer Schwangeren wecken, wobei Orangen, Erdbeeren, Tomaten und saure Gurken interessanterweise ganz weit vorne in ihrer Gunst stehen. Aber auch stark gewürzte Gerichte müssen nicht selten zur kulinarischen Befriedigung einer angehenden Mutter herhalten.

Was genau die Essgelüste von Schwangeren auslöst, ist bisher noch nicht eindeutig geklärt, dennoch sind zwei Erklärungsansätze weit verbreitet. Eine Theorie geht davon aus, dass ihr lustvoller Appetit auf bestimmte Nahrungsmittel zunächst im Gehirn entsteht, wobei sich die Aufmerksamkeit der angehenden Mutter vor allem auf Lebensmittel richtet, die viele Vitamine und Mineralstoffe enthalten, da ihr Körper (und der des Ungeborenen) diese nun verstärkt benötigt.

Doch warum sind gerade saure Gurken so beliebt? Das häufig zu Beginn der Schwangerschaft auftretende Erbrechen führt zu einem starken Salzverlust, der unter anderem durch den Verzehr der berühmten sauren (und sehr salzreichen) Gurken wieder ausgeglichen werden kann. Darüber hinaus enthalten Gurken hohe Konzentrationen des Vitamins Folsäure, das insbesondere im Frühstadium einer Schwangerschaft für eine gesunde körperliche und geistige Entwicklung des Kindes enorm wichtig ist. Daher erfüllen saure Gurken gleich zweierlei Anforderungen des Körpers einer Schwangeren.

Eine andere Erklärung für die ungewöhnlichen Essgelüste geht davon aus, dass die im Verlaufe einer Schwangerschaft verstärkt produzierten Hormone und deren ständige Konzentrationsschwankungen den Geruchssinn der Schwangeren beeinflussen können. Eigentlich logisch: Ihre Nase ist auf Nahrungsmittelgerüche fixiert, da es nun besonders wichtig ist, ausreichend Nährstoffe aufzunehmen. Diese Geruchssensibilisierung kann allerdings ganz eigentümliche Folgen haben. So passiert es nicht selten, dass eine Speise, die für eine angehende Mutter vor kurzem noch angenehm und delikat roch, auf einmal einen Würgereiz auslöst. Interessant ist, dass fast 80 % der Frauen während ihrer Schwangerschaft eine starke Abneigung gegen Tee, Kaffee, Alkohol und Frittiertes entwickeln und ihnen allein der Geruch dieser Getränke und Nahrungsmittel unerträglich ist. Dafür werden andere, teilweise aberwitzige Kombinationen wie die häufig zitierten „sauren Gurken mit Schlagsahne“ mit großer Lust vertilgt.

Besonders großer Heißhunger weist übrigens auf männlichen Nachwuchs hin. In einer Untersuchung mit insgesamt 304 schwangeren Frauen verzehrten die Frauen mit männlichen Embryonen durchschnittlich 10 % mehr Kalorien als Frauen, die ein Mädchen erwarteten. Ein Vorsprung, der dringend benötigt wird, denn Jungen sind bei der Geburt durchschnittlich 100 g schwerer als Mädchen.

Warum können Männer auch ein bisschen schwanger werden?

Es gibt ein interessantes Phänomen, das manchmal während einer Schwangerschaft bei den angehenden Vätern auftritt: Sie zeigen ähnliche Stimmungsschwankungen wie die werdende Mutter und nehmen wie diese auch im Verlauf der Schwangerschaft zu. Die zukünftigen Väter sind gewissermaßen auch ein bisschen schwanger.

Im medizinischen Fachjargon nennt man die männlichen Schwangerschaftssymptome Couvade-Syndrom (vom französischen couver = brüten). Typisch sind Müdigkeit, Gefühlsschwankungen, Bauch- und Rückenschmerzen und eben eine Gewichtszunahme. In einer Studie mit 150 werdenden Vätern legten die Männer immerhin im Schnitt 4 kg zu. Der Spitzenwert lag bei 15 kg!

Die hormonellen Veränderungen, die bei Frauen im Verlaufe einer Schwangerschaft auftreten, sind schon lange bekannt. Wissenschaftliche Studien zeigten nun, dass auch bei den werdenden Vätern – wenn auch in geringerem Maße – Hormonschwankungen während der Schwangerschaft ihrer Partnerinnen auftreten und als

Mitursache für die männlichen „Schwangerschaftssymptome" gelten könnten. Man vermutet, dass die schwangeren Frauen Pheromone, molekulare Signalstoffe, aussenden und dadurch die Hormonspiegel der werdenden Väter beeinflussen.

Bei vielen angehenden Vätern wird eine deutliche Erhöhung der Testosteron- und Cortisolkonzentration während der Schwangerschaft ihrer Partnerinnen beobachtet. Als mögliche Erklärung für dieses Phänomen gilt die Annahme, dass die erhöhten Testosteronpegel bei den Vätern in spe die Schutzinstinkte verstärken. Denn jetzt gilt es, den heranreifenden Nachwuchs zu beschützen. Aufgrund der erhöhten Cortisolwerte sind die Männer allerdings auch etwas mehr gestresst, was natürlich unter anderem einfach an der Aufregung des Vaterwerdens und den Launen der schwangeren Partnerin liegen kann.

Männer können also tatsächlich ein bisschen schwanger werden. Doch können Männer auch „vollschwanger" werden und wie Arnold Schwarzenegger in dem Hollywoodstreifen *Junior* ein Kind austragen? Theoretisch ja – so glauben einige Wissenschaftler –, praktisch (bisher) nein.

1999 geisterte eine erstaunliche Meldung durch alle Gazetten: Die moderne Technologie würde es durchaus erlauben, dass Männer einen in den Unterleib eingepflanzten Embryo austragen und diesen per Kaiserschnitt zur Welt bringen könnten. Die zur Versorgung des Fötus notwendige Plazenta könne am Darm angebracht werden, ähnlich wie bei Schwangerschaften von Frauen, bei denen der Embryo außerhalb der Gebärmutter ausgetragen wird.

In den letzten Jahren ist es allerdings sehr ruhig geworden, was dieses Thema betrifft. Um die männliche Schwangerschaft scheint es doch nicht so einfach bestellt zu sein. Zudem stellt sich auch die Frage, welchen Sinn das eigentlich haben sollte. Besser man(n) überlässt die Schwangerschaft weiterhin den Frauen und beschränkt seine Rolle darauf, als Zeichen der Solidarität mit der werdenden Mutter hormonell auch etwas schwanger zu werden.

Warum werden Frauen bei der Geburt nicht ohnmächtig vor Schmerzen?

Die Geburt eines Kindes zählt sicherlich zu den schmerzvollsten Erfahrungen im Leben einer Frau. Da stellt sich die Frage, wie Frauen diese Schmerzen aushalten können, ohne das Bewusstsein zu verlieren – vor allem wenn man bedenkt, dass so manch werdender Vater ganz ohne körperliche Geburtsschmerzen die Niederkunft seines Kindes nicht miterlebt, da er sich im Nebenraum des Kreißsaals von einem Ohnmachtsanfall erholen muss.

Bei jeder Form von Schmerz werden die körpereigenen Schmerzkiller, die Endorphine, ausgeschüttet. Diese eng mit dem Morphium verwandten Substanzen helfen, Schmerzen erträglicher zu machen, und schützen uns so davor, dass wir vor lauter Pein das Bewusstsein verlieren. Aus biologischer Sicht ist dies äußerst sinnvoll: Nur durch den schmerzstillenden Endorphinschutz ist es uns möglich, bei einer starken Verwundung noch einigermaßen klar zu denken und zu handeln (siehe S. 44).

Da eine Schwangerschaft und vor allem die Geburt recht schmerzhafte Angelegenheiten sind, ist es nicht weiter verwunderlich, dass sich der weibliche Körper auch vor diesen biologisch vorprogrammierten Schmerzen selbst schützt, indem er vermehrt Endorphine ausschüttet. Deshalb ist der Endorphinspiegel im Blut von Schwangeren bereits während einer Schwangerschaft erhöht und erreicht bei der Geburt schließlich seinen Maximalwert. Ohne diesen schmerzdämpfenden Effekt der Endorphine wären die Geburtsschmerzen wahrscheinlich gar nicht auszuhalten. Sogar der Dammschnitt, ein Schnitt in die Beckenbodenmuskulatur der Mutter, der die vaginale Austrittsöffnung für das ankommende Baby erweitert, kann während des Geburtsvorgangs notfalls ohne zusätzliche Betäubungsmittel ausgeführt werden. Dieser chirurgische Eingriff geschieht gewissermaßen unter dem Schutz einer körpereigenen Endorphinnarkose.

Neben ihrer schmerzstillenden Wirkung haben die Endorphine noch einen weiteren Effekt: Sie können uns in einen berauschenden Glückszustand versetzen (siehe S. 47). Allerdings sinkt der erhöhte Endorphinspiegel nach der Niederkunft bereits innerhalb eines Tages wieder auf seinen Normalwert ab. Dann kann es durchaus vorkommen, dass bei der jungen Mutter regelrechte Entzugserscheinungen nach den Endorphinen auftreten, die sich in Angstzuständen bis hin zu Depressionen äußern können. Dieses vorübergehende Stimmungstief nach einer Entbindung wird als Wochenbettdepression oder „Baby blues" bezeichnet.

Die Quintessenz: Endorphine machen die Geburtsschmerzen erträglicher. Allerdings nur bei der Frau und nicht beim werdenden Vater, der sich oft als das wahre „Weichei" bei einer Geburt entpuppt.

Warum spüren Mütter, wenn es ihrem Kind schlecht geht?

Eine der wichtigsten menschlichen Bindungen ist die zwischen einer Mutter und ihrem Kind. Irgendwelche magischen Verbindungen müssen hierbei aufgebaut werden, die auch für den Rest des Lebens bestehen bleiben. Warum sonst ruft meine Mutter immer dann an, wenn ich mal krank bin – mit der Begründung, sie hatte so ein komisches Gefühl?

Es wird Sie nicht weiter wundern: Auch bei der Mutter-Kind-Bindung scheint ein chemischer Botenstoff eine nicht ganz unwichtige Rolle zu spielen. Und wieder mal geht es um das Oxytocin.

Dieses kleine Hormon tritt immer auf den Plan, wenn es um zwischenmenschliche Annäherung, Zärtlichkeit und gegenseitiges Vertrauen geht. Enorme Mengen davon werden freigesetzt, wenn sich zwei Menschen sehr nahe sind, vor allem bei zärtlichen Berührungen und beim Sex (siehe S. 16 und 114).

Aber Oxytocin kann noch viel mehr: Während des Geburtsvorganges steigt seine Konzentration im Blut der Schwangeren stark an, wodurch schließlich die Wehen ausgelöst werden. Dieser Wirkung verdankt das Oxytocin auch seinen Namen: Oxytocin ist das griechische Wort für „schnelle Geburt“. Aufgrund seiner stimulierenden Wirkung auf die Geburtswehen wird das Hormon auch in Form von Nasensprays zur künstlichen Einleitung einer Geburt eingesetzt.

Kurz nach der Geburt hat der Oxytocinwert sowohl bei der Mutter als auch beim Neugeborenen seinen Höchstwert erreicht, etwa eine halbe Stunde nach der Geburt beginnt er wieder langsam auf sein Normalniveau abzusinken. Das gemeinsame Erlebnis der „Oxytocindusche“ von Mutter und Kind während der Geburt sorgt jedoch dafür, dass beide noch eine Weile unter der Wirkung dieses Hormons stehen.

Auch nach der Geburt ist es noch lange nicht vorbei mit der „Oxytocin-Connection“ zwischen Mutter und Kind. Zusammen mit dem Hormon Prolaktin hilft Oxytocin nämlich auch tatkräftig bei der Bildung der Muttermilch und dem Milchausstoß beim Stillen mit. Hierbei sorgt das Hormon für eine gleichmäßige Milchproduktion und verhindert eine Schädigung der Brustwarzen. (Aus diesem Grund werden Oxytocin-Nasensprays auch jungen Müttern verschrieben, die nicht genügend Muttermilch produzieren können.) Babys saugen das Oxytocin mit der Muttermilch auf, was die hormonellen Bande zwischen Mutter und Kind noch weiter verstärkt. Daher ist es sicherlich nicht ganz von der Hand zu weisen, dass Oxytocin auch einen Beitrag zum Aufbau der zärtlichen und liebevollen Beziehung zwischen Mutter und Kind leistet.

Eines ist auf jeden Fall wissenschaftlich gesichert: Die verstärkte Oxytocinfreisetzung sorgt bei der Mutter für das angenehme Gefühl der Zufriedenheit, der Ruhe und des Glücks beim Stillen. So konnte gezeigt werden, dass Oxytocin beim Stillen unter anderem den Blutdruck sowie die Konzentration des Stresshormons Cortisol senkt und den Herzschlag verlangsamt. Warum sollte sich dieser angenehme Gefühlszustand nicht auch auf das Kind übertragen? Inwieweit das Oxytocin außerdem dazu beiträgt, dass sich allmählich eine intensive Verbindung zwischen Mutter und Kind aufbaut, kann man bisher allerdings nur aufgrund von Tierbeobachtungen vermuten.

So löste man in wissenschaftlichen Untersuchungen bei jungfräulichen Ratten Muttergefühle aus, indem man ihnen künstlich Oxytocin verabreichte. Unter der Wirkung dieses Hormons begannen sich die Tiere sogar hingebungsvoll um Drahtattrappen zu kümmern, die lediglich wie ein Rattenbaby aussahen. Umgekehrt verließen Rattenmütter ihre (echten) Kinder und ignorierten diese fortan, wenn man bei ihnen die Freisetzung von Oxytocin durch Medikamente künstlich hemmte.

Es scheint also eine hormonelle Verbindung zwischen Geburt und Muttergefühlen zu geben und die heißt: Oxytocin. Vielleicht weiß meine Mutter daher immer – rein intuitiv – wann es mir gerade mal schlecht geht.

Nachwort

Es besteht kein Zweifel: Unsere Hormone spielen eine bedeutende Rolle, wenn es um unsere Gefühlswelt geht. Allerdings ist das Wechselspiel zwischen den aberhunderten verschiedenen Verbindungen in unserem Körper derart vielschichtig, dass die Wissenschaft noch weitestgehend im Dunklen tappt, was die zahlreichen Auslöser, das Zusammenspiel und die Funktionen der einzelnen molekularen Gefühlsboten betrifft. Fast scheint es, die Natur hat es bewusst so eingerichtet, dass sich unsere Gefühle einfach nicht auf biochemische Reaktionen reduzieren lassen.

So etwas wäre auch eine schreckliche Vorstellung: „Heute habe ich schlechte Laune, ich sollte mal eine Glückspille nehmen." Oder: „Die Frau gefällt mir, der mische ich eine Liebespille in den Drink." Wie langweilig wäre unser Leben und wie simpel müssten wir gestrickt sein, wenn wir wirklich nur Marionetten unserer körpereigenen Botenstoffe wären!

Keine schlechte Laune mehr zu haben, würde auch bedeuten, die schönen Seiten des Lebens nicht mehr richtig genießen zu können. Und wenn uns jeder Mensch verfallen würde, den wir interessant finden, dann gäbe es die aufregenden Momente der zwischenmenschlichen Annäherung nicht mehr. Und nicht zuletzt, was wäre die Liebe ohne den geheimnisvollen Zauber, der von ihr ausgeht? Kurzum: Gefühle sind und bleiben alles andere als nur eine Frage der Chemie.

Unabhängig davon arbeiten zahlreiche Wissenschaftler weiter mit Hochdruck an der Beantwortung vieler Fragen rund um die molekularen Mechanismen unserer Gefühle und unseres Verhaltens. Und wenn es auch wahrscheinlich nie eine eindeutige Antwort auf alle Fragen geben wird, darf man gespannt sein, welche erstaunlichen Entdeckungen die Forschung im Zusammenhang mit unseren chemischen Gefühlsboten in Zukunft noch machen wird.

Und wer weiß: Vielleicht dauert es gar nicht mehr lange und wir liegen unter Gehirnscannern, bevor wir einkaufen gehen!

Warum trinken mehr Menschen Coca-Cola als Pepsi?

Wer kennt nicht den berühmten Werbespot mit dem Blindtest, bei dem ein Konsument mit verbundenen Augen problemlos sein Lieblingsgetränk aus verschiedenen Marken herausschmecken kann. Hierbei versteht sich von selbst, dass es sich beim Testsieger immer um denjenigen Softdrink handelt, für den der Werbespot gedreht wurde. In der Realität sieht dies jedoch völlig anders aus: In unabhängigen Blindtests bevorzugen etwa genauso viele Menschen Coca-Cola wie Pepsi. Zeigt man Versuchspersonen jedoch die Flaschen, dann greifen deutlich mehr zu Coca-Cola. Warum ist das so?

Zur Beantwortung dieser Frage untersuchten Forscher die Gehirnaktivitäten von 67 Probanden beim Genuss der beiden Softdrinks. Wussten die Versuchsteilnehmer nicht, ob sie gerade Coca-Cola oder Pepsi tranken, schmeckten ihnen beide Getränke gleich gut. Auch hinsichtlich der Gehirnreaktionen der Testtrinker zeigten sich keinerlei Unterschiede zwischen den beiden Koffeinbrausen. Bei allen Probanden wurde das Lust- und Belohnungszentrum im Gehirn durch eine verstärkte Ausschüttung von Dopamin aktiviert und sorgte so für Zufriedenheit und Wohlbefinden. Beide Softdrinks schmecken somit nicht nur gleich gut, ihr Genuss macht auch gleichermaßen zufrieden.

Warum entscheiden sich dennoch mehr Menschen für Coca-Cola, wenn sie wissen, welche Getränke sie vor sich haben? Hierzu machten die Wissenschaftler eine erstaunliche Entdeckung: Teilte man den Versuchspersonen mit, was sie gerade tranken, wurde beim Genuss von Coca-Cola eine Gehirnregion aktiv, die vor allem für diejenigen Prozesse zuständig ist, die unser emotionales Verhalten steuern. Bei Pepsi war die Aktivität dieser Gehirnregion deutlich geringer.

Das Anschalten dieses Gehirnabschnittes hat erstaunliche Folgen: Drei von vier Probanden schmeckte Coca-Cola besser als Pepsi, wenn sie wussten, welchen Softdrink sie tranken. Das Markenimage von Coca-Cola löst offensichtlich eine emotionale Reaktion im Gehirn aus, die sagt: „Coca-Cola ist toll und darum schmeckt es auch besser!“

Keine Frage: Produktmanager auf der ganzen Welt haben ein großes Interesse an solchen Untersuchungsmöglichkeiten und sponsern diese Studien immer wieder gerne.

Gut so, denn dann gibt es bald weitere Antworten auf spannende Fragen rund um die Biochemie unserer Emotionen. Und vielleicht findet man auch heraus, was der deutsche Schriftsteller Oliver Hassencamp schon vor einiger Zeit wusste:

„Liebe macht nicht blind. Der Liebende sieht nur weit mehr, als da ist.“

Literatur

Warum macht Erfolg glücklich?

Martin-Soelch, C. et al. (2001): Reward mechanisms in the brain and their role in dependence: evidence from neurophysiological and neuroimaging studies. Brain Research Reviews 36, 139–149.

Schultz, G. T. W. et al. (1997): Activation of the human brain by monetary reward. Neuroreport 8, 1225–1228.

Warum lösen wir ein Kreuzworträtsel selten zweimal?

Suri, R. & Schultz, W. (1999): A neural network with dopamine-like reinforcement signal that learns a spatial delayed response task. Neuroscience 91, 871–890.

Wise, R. A. (2002): Review brain reward circuitry: Insights from unsensed incentives as to the trigger zones at which addictive drugs initiate their habit-forming actions. The second discusses possible explanations for the fact that drug reward and brain. Neuron 36, 229–240.

Warum macht Kaviar nicht auf Dauer glücklich?

Berns, G. S. et al. (2001): Predictability modulates human brain response to reward. The Journal of Neuroscience 21 (8), 2793–2798.

Chen, J. (1993): Dopaminergic mechanisms and brain reward. Seminars in the Neurosciences 5, 315–320.

Warum können wir nach Glücksbefriedigung süchtig werden?

Olds, J. & Milner, P. (1954): Positive reinforcement produced by electrical stimulation of the septal area and other regions of the rat brain. Journal of Comparative and Physiological Psychology 47 (6), 419–429.

Adinoff, B. (2004): Neurobiologic processes in drug reward and addiction. Harvard Review of Psychiatry, 305–319.

Warum ist Lachen eine natürliche Glücksdroge?

Mobbs, D. et al. (2003): Humor modulates the mesolimbic reward centers. Neuron 40, 1041–1048.

Warum lassen Sportwagen Männerherzen höher schlagen?

Erk, S. et al. (2002): Cultural objects modulate reward circuitry. Neuroreport 20, 2499–2503.

Warum kann eine „tierische" Begegnung glücklich machen?

Odendaal, J. S. J. & Lehmann, S. M. C. (2000): The role of phenylethylamine during human-dog interaction. Acta Veterinaria Brunesis 69, 183–188.

Warum kann uns schon ein kleines Missgeschick die Laune verderben?

Constantino, J. et al. (1997): Effects of serotonin reuptake inhibitors on aggressive behavior in psychiatric hospitalized adolescents: Results of an open trial. Journal of Child and Adolescent Psychopharmacology 7, 31–44.

Graeff, F. C. et al. (1996): Role of 5-HT in stress, anxiety and depression. Pharmacology, Biochemistry and Behavior 5, 129–141.

Marchand, W. R. et al. (2005): Neurobiology of mood disorder. Hospital Physician 43, 17–26.
Murphy, D. L. et al. (1998): Brain serotonin neurotransmission: An overview and update with emphasis on serotonin subsystem heterogeneity, multiple receptors, interactions with other neurotransmitter systems, and consequent implications for understanding the actions of serotonergic drugs. Journal of Clinical Psychiatry 59, 4–12.
Parrott, A. C. & Lasky, J. (1998): Ecstasy (MDMA) effects upon mood and cognition: before, during and after a Saturday night dance. Psychopharmacology 139, 261–268.
Zhou, F. M. et al. (2005): Corelease of dopamine and serotonin from striatal dopamine terminals. Neuron 46, 65–74.

Warum kann Essen unsere Stimmung heben?

Fernstrom, M. H. & Fernstrom, J. D. (1995): Brain tryptophan concentrations and serotonin synthesis remain responsive to food consumption after the ingestion of sequential meals. American Journal of Clinical Nutrition 61, 312–319.
Fenstrom, J. D. & Wurtmann, R. J. (1972): Brain serotonin content: physiological dependence on plasma tryptophan levels. Science 173, 149–151.
Fernstrom, J. D. & Wurtman, R. J. (1972): Brain serotonin content: physiological regulation by plasma neutral amino acids. Science 178, 414–416.
Moller, S. E. (1992): Serotonin, carbohydrates, and atypical depression. Pharmacology and toxicology 71 (1), 61–71.
Pardridge, W. M. (1998): Blood-brain barrier carrier-mediated transport and brain metabolism of amino acids. Neurochemical Research 23, 635–644.
Walther, D. J. et al. (2003): Synthesis of Serotonin by a Second Tryptophan Hydroxylase Isoform. Science 3, 76.
Wurtman, R. J. et al. (2003): Effects of normal meals rich in carbohydrates or proteins on plasma tryptophan and tyrosine ratio. American Journal of Clinical Nutrition 77, 128–132.

Warum macht Sonnenlicht zufrieden?

Golden, R. N. et al. (2005): The efficacy of light therapy in the treatment of mood disorders: A review and meta-analysis of the Evidence. The American Journal of Psychiatry 162, 656–662.
Partonen, T. & Jouko, L. (1998): Seasonal affective disorder. Lancet 352, 1369–1374.
Sher, L. (2001): Seasons and the Brain. Lancet 358, 2092.

Warum sorgt ein Schlummertrunk für gute Laune am nächsten Morgen?

Markus, C. R. et al. (2005): Evening intake of α-lactalbumin increases plasma tryptophan availability and improves morning alertness and brain measures of attention. The American Journal of Clinical Nutrition 81 (5), 1026–1033.

Warum haben wir Hunger, wenn wir uns geärgert haben?

Amera, A. et al. (2004): 5-Hydroxy-L-tryptophan suppresses food intake in food-deprived and stressed rats. Pharmacology, Biochemistry and Behavior 77, 137–143.
Halford, J. C. & Blundell, J. E. (2000): Pharmacology of appetite suppression. Progress in Drug Research 5, 25–58.
Leibowitz, S. F. & Shor-Posner, G. (1986): Brain Serotonin and eating behaviour. Appetite 7, 1–14.
Pull, C. B. (2004): Binge eating disorder. Current Opinion in Psychiatry 17 (1), 43–48.
Takeda, E. et al. (2004): Stress control and human nutrition. The Journal of Medical Investigation 51, 139–145.

Warum kann uns Ärger auf den Magen schlagen?

Camilleri, M. et al. (2001): A randomized controlled clinical trial of the serotonin type 3 receptor antagonist alosetron in women with diarrhea-predominant irritable bowel syndrome. Archives of Internal Medicine 161, 733–1740.

Mönnikes, H. et al. (2001): Role of stress in functional gastrointestinal disorders: evidence for stress-induced alterations in gastrointestinal motility and sensitivity. Digestive Diseases 19 (3), 201–211.

Villanuevaa, A. et al. (2001): Update in the therapeutic management of irritable bowel syndrome. Digestive Diseases 19, 244–250.

Warum machen wir uns vor Angst in die Hose?

Blumchen, G. (Hrsg.): Biobehavioral bases of coronary heart disease. S. Karger, Basel, New York, 91–105.

Frankenhaeuser, M. (1975): Sympathetic adrenomedullary activity and the psychosocial environment. In: Venables, P. H. & Christie, M. J. (Hrsg.): Research in Psychophysiology. Wiley & Sons, New York, 71–94.

Frankenhaeuser, M. (1983): The sympathetic-adrenal and pituitary-adrenal response to challenge: Comparison between the sexes. In: Dembroski, T. M., Schmidt, T. H. & Blumchen, G. (Hrsg.): Biobehavioral bases of coronary heart disease. S. Karger, Basel, 91–105.

Morschitzky, H. (2002): Angststörungen. Diagnostik, Konzepte, Therapie, Selbsthilfe. Springer Verlag, Wien.

Saper, C. B. (2002): The central autonomic nervous system: Conscious Visceral Perception and Autonomic Pattern Generation. Annual Review of Neuroscience 25, 433–469.

Warum behalten wir in einer Gefahrensituation einen klaren Kopf?

Li, G. I. et al. (2004): Involvement of the noradrenergic system in performance on a continuous task requiring effortful attention. Neuropsychobiology 50, 336–340.

Miki, K. & Sudo, A. (1997): An increase in noradrenaline excretion during prolonged mental task load. Industrial Health 35 (1), 55–60.

Warum kann Angst uns manchmal richtig wütend machen?

Albert, D. J. et al. (1993): Aggression in humans: What is its biological foundation? Neuroscience and Biobehavioral Reviews 17, 405–425.

Olweus, D. (1986): Aggression and hormones: Behavioral relationship with testosterone and adrenaline. In: Olweus D., Block J., Radke-Yarros, M. (Hrsg.): Development of Antisocial and Prosocial Behavior. Academic Press, Orlando, 51–72.

Warum sollten Männer und Frauen besser getrennt einkaufen?

PR Newswire Europe Limited, London (2004): Hell on the High Street This Christmas.

Signer, D. (2004): Sammlerinnenparadies und Jägerhölle. Die Weltwoche, Ausgabe 29/04.

Warum werden wir oft erst im Urlaub krank?

Brooks, B. et al. (2000): Are vacations good for health? The 9-year mortality experience after the multiple risk factor intervention trial. Psychosomatic Medicine 62, 608–312.

Kiecolt-Glaser, J. K. et al. (1996): Chronic stress alters the immune response to influenza virus vaccine in older adults. Proceedings of the National Academy of Sciences USA 93, 3043–3047.

Padgett, D. A. & Glaser, R. (2003): How stress influences the immune response. Trends in Immunology 24 (8), 444–448.

Rabin, B. S. (1999): Stress, immune function, and health: The connection. Wiley-Liss & Sons, New York.

Vingerhoets, A. J. M. et al. (2002): Leisure sickness: A pilot study on its prevalence, phenomenology, and background. Psychotherapy and Psychosomatics 71, 311–317.

Warum schlafen wir schlecht, wenn wir gestresst sind?

Payne, J. D. & Nade, L. I. (2004): Sleep, dreams, and memory consolidation: The role of the stress hormone cortisol. Learning and Memory, Cold Spring Harbor Laboratory Press, 671–678.

Wolkowitz, O. M. et al. (2001): Stress hormone-related psychopathology: pathophysiological and treatment implications. World Journal of Biological Psychiatry 2, 115–143.

Warum sollte man kurz vor einer Prüfung nicht mehr lernen?

De Quervain, D. J. F. et al. (2000): Acute cortisone administration impairs retrieval of long-term declarative memory in healthy human subjects. Nature Neuroscience 3 (4), 313–314.

LaBar, K. S. & Cabeza, R. (2006): Cognitive neuroscience of emotional memory. Nature Reviews Neuroscience 7, 54–64.

Warum müssen Schmerzen wehtun?

Gu, J. et al. (2005): Molecular pain, a new era of pain research and medicine. Molecular Pain 1, 1–2.

Hokfelt, T. et al. (1977): Immunohistochemical analysis of peptide pathways possibly related to pain an analgesia: enkephalin and substance P. Proceedings of the National Academy of Sciences USA 74 (7), 3081–3085.

Iversen, L. (1998): Substance P equals pain substance? Nature 392, 334–335.

Melzack, R. & Wall, P. D. (1965): Pain mechanisms: a new theory. Science 150, 971–979.

Nakatsuka, T. et al. (2005): Substance P-driven feed-forward inhibitory activity in the mammalian spinal cord. Molecular Pain 1, 20.

Warum schmerzt es manchmal schon, bevor man zum Zahnarzt geht?

Lenz, F. A. et al. (1997): The sensory-limbic model of pain memory: connections from thalamus to the limbic system mediate the learned component of the affective dimension of pain. Pain Focus 6, 22–31.

Sandkühler, J. (2001): Schmerzgedächtnis. Deutsches Ärzteblatt 98 (42), A 2725–A 2730.

Sengupta, S. & Kumar, D. (2005): Pain and emotion: Relationship revisited. German Journal of Psychiatry 8, 85–93.

Thomson, P. R. et al. (1997): Good teeth, bad teeth and fear of the dentist. Behaviour Research and Therapy 35 (4), 327–334.

Warum spüren wir bei schweren Verletzungen kaum Schmerzen?

Basbaum, A. I. & Field, H. L. (1984): Endogenous pain control systems: Brainstem spinal pathways and endorphin circuitry. Annual Review of Neuroscience 7, 309–338.

Davis, G. C. (1983): Endorphins and pain. The Psychiatric Clinics of North America 6 (3), 473–487.

Mayer, D. J. & Watkins, L. R. (1981): The role of endorphins in pain controls systems. In: Emrich, H. M. (Hrsg): Modern Problems of Pharmacopsychiatry: The Role of Endorphins in Neuropsychiatry. S. Karger, Basel, 68–96.

Warum kann eine wirkstofffreie Pille Schmerzen lindern?

Han, J. S. (2004): Acupuncture and endorphins. Neuroscience Letters 361, 258–261.

Peng, A. T. C. (1994): A scientific explanation of acupuncture mechanisms of action. 7th International Conference on Health Problems Related to the Chinese.

Zubieta, J. K. et al. (2005): Placebo effects mediated by endogenous opioid activity on μ-opioid receptors. The Journal of Neuroscience 25 (34), 7754–7762.

Warum sind wir nach einem Bungee-Sprung nicht zurechnungsfähig?

Henning, J. et al. (1994): Biopsychological changes after bungee jumping: β-Endorphin immunoreactivity as a mediator of euphoria? Neuropsychobiology 29, 28–32.

Warum kann Marathonlaufen nicht wirklich süchtig machen?

Colt, E. W. D. et al. (1981): The effect of running on plasma β-endorphin. Life Science 28, 1637–1640.

Goldfarb, A. H. & Jamurtas, A. Z. (1997): β-endorphin response to exercise: an update. Sports Medicine 24, 8–16.

Harte, J. L. (1995): The effects of running and meditation on beta-endorphin, corticotropin-releasing hormone and cortisol in plasma, and on mood. Biological Psychology 40, 251–265.

Markoff, R. A. et al. (1982): Endorphins and mood changes in long-distance-running. Medicine and Science in Sports and Exercise 14, 11–15.

Pierce, E. F. (1994): Exercise dependence syndrome in runners. Sports Medicine 18, 149–155.

Warum sind manche Menschen so scharf auf Chili?

Zubieta, J. K. (1997): The capsaicin receptor: a heat-activated ion channel in the pain pathway. Nature 389, 816–824.

Warum spielen Jungs gern mit Bauklötzen?

Baron-Cohen, S. et al. (2004): Prenatal Testosterone in Mind: Amniotic Fluid Studies. MIT Press, Cambridge/Boston.

Kimura, D. (1999): Sex and Cognition. MIT Press, Cambridge, Boston.

Warum spielen Frauen gern „Stadt, Land, Fluss"?

Epting, L. M. & Overman, W. H. (1998): Sex-sensitive tasks in men and women: A search for performance fluctuations across the menstrual cycle. Behavioral Neuroscience 112 (6), 1304–1317.

Gordon, H. W. et al. (1986): Changes in specialized cognitive function following changes in hormone levels. Cortex 22, 299–415.

Hales, D. (1999): Just like a woman: How gender science is redefining what makes us female. Random House, New York.

Voyeur, D. (1996): On the magnitude of laterality effects and sex differences in functional lateralities. Laterality 1, 51–83

Warum kann man an den Händen ablesen, wer ein echter Kerl ist?

Austin, E. J. et al. (2002): A preliminary investigation of the associations between personality, cognitive ability and digit ratio. Personality and Individual Differences 33, 1115–1124.

Lutchmaya, S. et al. (2004): 2nd and 4th digit ratios, fetal testosterone and estradiol. Early Human Development 77, 23–28.

Manning, J. T. (2002): Digit Ratio: A Pointer to Fertility, Behaviour, and Health. Rutgers University Press, Piscataway.

Manning, J. T. & Taylor, R. P. (2001): Second to fourth digit ratio and male ability in sport: implications for sexual selection in humans. Evolution and Human Behavior 22, 61–69.

Manning, J. et al. (2000): The 2nd:4th digit ratio, sexual dimorphism, population differences, and reproductive success: evidence for sexually antagonistic genes. Evolution and Human Behavior 21, 163–183.

Warum sind Strafverteidiger streitsüchtiger als Staatsanwälte?

Bradford, J. M. & McLean, D. (1984): Sexual offenders, violence and testosterone: a clinical study. Canadian Journal of Psychiatry 29, 335–343.

Simpson, K. (2001): The role of testosterone in aggression. McGill Journal of Medicine 6, 32–40.

Warum sind manche Menschen leichter aus der Ruhe zu bringen?

Bailey, A. A. & Hurd, P. (2005): Finger length ratio (2D : 4D) correlates with physical aggression in men but not in women. Biological Psychology 68 (3), 215–222.

Benderlioglu, Z. & Nelson, R. J. (2004): Digit length ratios predict reactive aggression in women, but not in men. Hormones and Behavior 46, 558–564.

Neave, N. et al. (2003): Second to fourth digit ratio, testosterone, and perceived male dominance. Proceedings of the Royal Society of London, Series B, 270, 2167–2172.

Warum kennen Indianer keine Schmerzen?

Dennis, C. (2005): Surging hormones blamed for pain. news@nature.com (Meldung vom 25.8.2005).

Warum neigen Frauen eher zu Depressionen?

George, M. S. et al. (1995): Brain activity during transient sadness and happiness in healthy women. The American Journal of Psychiatry 152, 341–351.

George M. S. et al. (1996): What functional imaging studies have revealed about the brain basis of mood and emotion. In: Panksepp, J. (Hrsg.): Advances in Biological Psychiatry. JAI Press, Greenwich, Connecticut, 63–113.

Nishizawa, S. (1997): Differences between males and females in rates of serotonin synthesis in human brain. Proceedings of the National Academy of Sciences USA 94 (10), 4823–4824.

Warum können Frauen nie genug Streicheleinheiten bekommen?

Ditzen, B. et al. (2004): Stressprotektive Effekte der Partnerinteraktion bei Frauen. In: Ahrens-Eipper, S., Albacht, B & Leplow, B. (Hrsg.): 22. Symposium Klinische Psychologie und Psychotherapie. Papst Science Publishers, Lengerich, 68.

Ditzen, B. et al. (2005): Positive Effekte von Berührung durch den Partner auf die neuroendokrine und autonome Stressreaktion bei Frauen. Symposium Deutsche Ärztliche Gesellschaft für Verhaltenstherapie, 03/2005, Abstract Nr. 34.

Grewen, K. M. et al. (2005): Effects of partner support on resting oxytocin, cortisol, norepinephrine, and blood pressure before and after warm partner contact. Psychosomatic Medicine 67, 531–538.

Heinrichs, M. et al. (2003): Social support and oxytocin interact to suppress cortisol and subjective response to psychosocial stress. Society of Biological Psychiatry, 1389–1398.

Richard, S. & Zingg, H. H. (1990): The human oxytocin gene promoter is regulated by estrogen. Journal of Biological Chemistry 265, 6098–6100.

Warum dürfen manche Frauen ungestraft Verbrechen begehen?

Benedek, E. (1985): Premenstrual syndrome: a new defence? In: Gold, J. (Hrsg.): The Psychiatric Implications of Menstruation, American Psychiatric Press, Washington.

D'Andrea, G. et al. (1995): Metabolism and menstrual cycle rhythmicity of serotonin in primary headaches. Headache 35, 216–221.

D'Emilio, J. (1985): Battered woman's syndrome and premenstrual syndrome: a comparison of their possible use as defenses to criminal liability. St. John's Law Review 59, 558–587.

Easteal, P. (1991): Women and Crime: Premenstrual Issues. Australian Institute of Criminology, Trends and Issues in Crime and Criminal Justice No. 31.

Heggestad, K. (1986): The devil made me do it: the case against using premenstrual syndrome as a defense in a court of law. Hamline Law Review 9 (1), S 155–163.

Johnson, S. R. (2004): Premenstrual syndrome, premenstrual dysphoric disorder, and beyond: A clinical primer for practitioners. American Journal of Obstetrics and Gynaecology 104, 845–859.

Rapkin, A. J. et al. (2003): Reproductive mood disorders. Primary Psychiatry 10 (12), 31–40.

Sommer, B. (1984): PMS in the courts: are all women on trial? Psychology Today 36–38.

Warum legen Männer um die vierzig oft an Gewicht zu?

Andersson, R. A. et al. (1992): The effects of exogenous testosterone on sexuality and mood of normal men. The Journal of Clinical Endocrinology and Metabolism 75, 1503–1507.

Gooren, L. J. G. (1996): The age related decline of androgen levels in men: clinically significant? British Journal of Urology 78, 763–768.

Tserotas K. (1998): Andropause and the aging male. Archives of Andrology 40, 87–93.

Warum sorgen Liebesfilme für Harmonie im Wohnzimmer?

Schultheiss, O. C. et al. (2004): Effects of affiliation and power motivation arousal on salivary progesterone and testosterone. Hormones and Behaviour 46, 592–599.

Warum duften Männer anders als Frauen?

Bird, S. & Gower, D. B. (1982): Axillary androstenone, cholesterol and squalene in men: preliminary evidence for androstenone being a product of bacterial action. Journal of Steroid Biochemistry 1, 517–522.

Burchell, B. (1991): Turning on and turning off the sense of smell. Nature 350, 16–17.

Gower, D. B. et al. (1985): Axillary androstenone in men and women: relationships with olfactory acuity to odorous 16-androstenes. Experientia 4, 1134–1136.

Gower, D. B. et al. (1994): Comparison of 16-androstene steroid concentrations in sterile apocrine sweat and axillary secretions: interconversions of 16-androstenes by the axillary microflora – a mechanism for axillary odour production in man. The Journal of Steroid Biochemistry and Molecular Biology 48, 409–418.

Michael, R. P. et al. (1974): Human vaginal secretions: Volatile fatty acid content. Science 186, 1217–1219.

Michael, R. P. et al. (1975): Volatile Fatty Acids, 'Copulins', in Human Vaginal secretions. Psychoneuroendocrinology 1, 153–163.

Shehadeh, N. & Kligman, A. M. (1963): The effect of topical antibacterial agents on the bacterial flora of the axilla. The Journal of Investigative Dermatology 40, 61–71.

Stoddart, D. M. (1990): The scented ape: the biology and culture of human odour. Cambridge University Press, Cambridge.

Warum ist Make-up für Frauen nicht immer von Vorteil?

Law Smith, M. J. et al. (2006): Facial appearance is a cue to oestrogen levels in women. Proceedings of the Royal Society of London, Series B, 273 (1583), 135–140.

Roberts, S. C. et al. (2004): Female facial attractiveness increases during the fertile phase of the menstrual cycle. Proceedings of the Royal Society of London, Series B, 271, 270–272.

Warum stehen Männer auf „90-60-90“?

Jasienska, G. et al. (2004): Large breasts and narrow waists indicate reproductive potential in women. Proceedings of the Royal Society of London, Series B, 271, 1213–1217.

Marlowe, F. et al. (2005): Men's preferences for women's profile waist-to-hip ratio in two societies. Evolution and Human Behavior 26, 458–468.

Singh, D. (1993): Adaptive significance of female physical attractiveness: Role of waist-to-hip ratio. Journal of Personality and Social Psychology 59, 293–307.

Warum gibt es Männer für gewisse Stunden?

Little, A. C. et al. (2001): Partnership status and the temporal context of relationships influence human female preferences for sexual dimorphism in male face shape. Proceedings of the Royal Society of London, Series B, 269, 1095–1100.

Pawlowski, B. & Jasienska, G. (2005): Woman's preferences for sexual dimorphism in height depend on menstrual cycle phase and expected duration of relationship. Biological Psychology 70, 38–43.

Penton-Voak, I. S. & Perrett, D. I. (2001): Male facial attractiveness: perceived personality and shifting female preferences for male traits across the menstrual cycle. Advances in the Study of Behaviour 30, 219–259.

Swaddle, J. P. & Reierson, G. W. (2002): Testosterone increases perceived dominance but not attractiveness in human males. Proceedings of the Royal Society of London, Series B, 269, 2285–2289.

Warum können wir manche Menschen einfach nicht riechen?

Cohn, B. A. (1994): In search of human skin pheromones. Archives of Dermatology 130, 1048–1051.

Cowley, J. J. & Brooksbank, B. W. L. (1991): Human exposure to putative pheromones and changes in aspects of social behavior. The Journal of Steroid Biochemistry and Molecular Biology 39, 647–659.

Garcia-Velasco, J. & Mondragon, M. (1991): The incidence of the vomeronasal organ in 1000 human subjects and its possible clinical significance. The Journal of Steroid Biochemistry and Molecular Biology 39 (4B), 561–563.

Karlson, P. & Luscher, M. (1959): Pheromones: a new term for a class of biologically active substances. Nature 183, 55–56.

Moran, D. T. et al. (1991): The vomeronasal (Jacobson's) organ in man: ultrastructure and frequency of occurrence. The Journal of Steroid Biochemistry and Molecular Biology 39, 545–552.

Warum kann ein verschwitztes T-Shirt Frauen betören?

Kirk-Smith, M. D. & Booth, D. A. (1980): Effect of androstenone on choice of location in others' presence. In: van der Starre, H. (Hrsg.): Olfaction and taste VII. London/Washington DC, 397–400.

Preti, G. (2003): Male axillary extracts contain pheromones that affect pulsatile secretion of luteinizing hormone and mood in women recipients. Biology of Reproduction 68, 2107–2113.

Warum ist natürlicher Männerduft gleich doppelt wirksam?

Gustavson, A. R. et al. (1987): Androstenol, a putative human pheromone, affects human (Homo sapiens) male choice performance. Journal of Comparative Psychology 101 (2), 210–212.

Michael, R. P. (1975): Volatile fatty acids, "copulines" in human vaginal secretions. Psychoneuroendocrinology 1, 153–163.

Morgan, J. (1975): Sex appealing copulins. British Journal of Sexual Medicine 2, 35.

Savic, I. et al. (2005): Brain response to putative pheromones in homosexual men. Proceedings of the National Academy of Sciences USA 102, 7356–7361.

Warum haben auch Mauerblümchen gute Chancen bei Männern?

Havlíček, J. et al. (2006): Non-advertized does not mean concealed: Body odour changes across the human menstrual cycle. Ethology 112 (1), 81–90.

Jütte, A. (1997): Female attractiveness and copulins (Abstract). In: Schmitt, A., Atzwanger, A., Grammer, F., Schäfer, K. (Hrsg.): New Aspects of Human Ethology. Plenum Press, New York, 49.

Warum sollte man auf künstliche Lockstoffe besser verzichten?

Hays, W. S. T. (2003): Human pheromones: have they been demonstrated? Behavioral Ecology and Sociobiology 54, 89–97.

Juette, A. (1995): Weibliche Pheromone – Wirkung und Rolle von synthetischen „Kopulinen" bei der versteckten Ovulation des Menschen. Diplomarbeit an der Universität Wien.

Warum ziehen sich Gegensätze an?

Ober, C. & Cox, N. J. (1998): Mapping genes for complex traits in founder populations. Clinical & Experimental Allergy 28, 101–105.

Wedekind, C. et al. (1995): MHC-dependent mate preferences in humans. Proceedings of the Royal Society of London, Series B, 260, 245–249.

Wedekind, C. & Furi, S. (1997): Body odour in men and women: do they aim for specific MHC combinations or simply heterozygosity? Proceedings of the Royal Society of London, Series B, 264 (1387), 1471–1479.

Warum gesellt sich Gleich und Gleich tatsächlich gern?

Penton-Voak, I. et al. (1999): Computer graphic studies of the role of facial similarity in attractiveness judgements. Current Psychology 18, 104–117.

Roberst, S. G. et al. (2005): MHC-assortative facial preferences in humans. Biology Letters, 1–4.

Warum stehen Frauen auf Männer, die wie ihre Väter sind?

Jacob, S. et al. (2002): Paternally inherited HLA alleles are associated with women's choice of male odor. Nature Genetics 30, 175–179.

Warum haben es manche Frauen schwerer, den Richtigen zu finden?

Thorne, F. et al. (2002): Effects of putative male pheromones on female ratings of male attractiveness: influence of oral contraceptives and the menstrual cycle. Neuroendocrinology Letters 23 (4), 291–297.

Warum trifft man auf dem Rummelplatz viele attraktive Menschen?

Dutton, D. G. & Aron, A. P. (1974): Some evidence for heightened sexual attraction under conditions of high anxiety. Journal of Personality and Social Psychology 30 (4), 510–517.

Meston, C. M. & Frohlich, P. F. (2003): Love at first fright: Partner salience moderates roller-coaster-induced excitation transfer. Archives of Sexual Behavior 32 (6), 537–544.

Valins, S. (1966): Cognitive effects of false heart-rate feedback. Journal of Personality and Social Psychology 4, 22–26.

Warum hilft ein intensiver Blickkontakt beim Anbandeln?

Aharon, I. et al. (2001): Beautiful faces have variable reward value: fMRI and behavioral evidence. Neuron 32, 537–551.

Kampe, K. K. W. et al. (2001): Reward value of attractiveness and gaze. Nature 413, 589.

Warum kann man seine Flirt-Chancen in den Augen erkennen?

Hess, E. H. (1982): Das sprechende Auge. Die Pupille verrät verborgene Reaktionen. Kindler, München.

Hess, E. H. & Polt, J. M. (1960): Pupil size in relation to interest value of visual stimuli. Science 152, 549–350.

Warum können Frauen ihre Chancen mit einem Satz steigern?

Friedmann, R. S. et al. (2005): Automatic effects of alcohol cues on sexual attraction. Addiction 100 (5), 672–681.

Warum sollte ein verheirateter Mann besser nicht lügen?

Burnham, T. C. et al. (2003): Men in committed, romantic relationships have lower testosterone. Hormones and Behavior 44, 119–122.

Gray, P. B. et al. (2002): Marriage and fatherhood are associated with lower testosterone in males. Evolution and Human Behavior 23, 193–201.

Warum ist ein Streit ein guter Partnerschaftstest?

Kiecolt-Glaser, J. K. & Bane, C. (2003): Love, marriage, and divorce: Newlyweds' stress hormones foreshadow relationship changes. Journal of Consulting and Clinical Psychology 71 (1), 176–188.

Warum kann es uns ganz schnell erwischen?

Aron, A. et al. (2000): Couples shared participation in novel and arousing activities and experienced relationship quality. Journal of Personality and Social Psychology 78, 273–283.

Jacobsen, T. et al. (2006): Brain correlates of aesthetic judgment of beauty. Neuroimage 29 (1), 276–285.

Walsh, A. (1991): The Science of Love: Understanding love and its effects on mind and body. Prometheus Books, New York.

Warum können wir nur von Luft und Liebe leben?

Cornwell, J. (2006): Love is the drug, Sunday Times (12. Februar 2006).

Crenshaw, T. L. (1996): The Alchemy of Love. G. P. Putnam, New York.

Warum verbringen frisch Verliebte so viel Zeit im Bett?

Aron, A. et al. (2005): Reward, motivation and emotion systems associated with early-stage intense romantic love. Journal of Neurophysiology 93, 327–337.

Bowers, M. B. et al. (1971): Sexual behaviour during L-DOPA treatment for parkinsonism. The American Journal of Psychiatry 12, 1691–1693.

Robinson, D. L. et al. (2001): Sub-second changes in accumbal dopamine during sexual behavior in male rats. Neuroreport 2 (11), 2549–2552.

Uitti, R. J. et al. (1989): Hypersexuality with antiparkinsonian therapy. Clinical Neuropharmacology 1, 375–383.

Warum verhalten sich Verliebte so verrückt?

Marazziti, D. (1999): Alteration of the platelet serotonin transporter in romantic love. Psychological Medicine 29, 741–745.

Warum macht Liebe blind?

Aron, A. et al. (2005): Reward, motivation and emotion systems associated with early-stage intense romantic love. Journal of Neurophysiology 93, 327–337.

Bartels, A. & Ski, S. (2000): The neural basis of romantic love. Neuroreport 11, 3829–3834.

Warum streiten sich frisch Verliebte eher selten?

Marazziti, D. & Canale, D. (2004): Hormonal changes when falling in love. Psychoneuroendocrinology 29, 931–936.

Warum versalzen verliebte Köche die Suppe?

Fehm-Wolfsdorf, G. (1989): Taste thresholds in man are differentially influenced by hydrocortisone and dexamethasone. Psychoneuroendocrinology 14, 433–440.

Henkin, R. L. (1970): The effects of corticosteroids and ACTH on sensory systems. Progress in Pain Research 32, 279–294.

Marazziti, D. & Canale, D. (2004): Hormonal changes when falling in love. Psychoneuroendocrinology 29, 931–936.

Warum stärkt Liebe das Vertrauen?

Kosfeld, M. et al. (2005): Oxytocin increases trust in humans. Nature 435, 673–676.

Turner, R. A. et al. (2002): Effects of emotion on oxytocin, prolactin, and ACTH in women. Stress 5 (4), 269–276.

Warum ist die Eifersucht zu Beginn einer Beziehung besonders groß?

Castrogiovanni, P. et al. (1994): Platelet serotonergic markers and aggressive behaviour in healthy subjects. Neuropsychobiology 29 (3), 105–107.

Marazziti, D. et al. (2003): Jealousy and subthreshold psychopathology: a serotonergic link. Neuropsychobiology 47 (1), 12–16.

Schützwohl, A. (2005): Sex differences in jealousy: The processing of cues to infidelity. Evolution and Human Behavior 26, 288–299.

Warum sind Frauen an manchen Tagen besonders eifersüchtig?

Fisher, M. (2004): Female intrasexual competition decreases female facial attractiveness. Biology Letters 271, 283–285.

Roberts, S. C. et al. (2004): Female facial attractiveness increases during the fertile phase of the menstrual cycle. Proceedings of the Royal Society of London, Series B, 271, 270–272.

Warum tut Liebekummer so weh?

Fisher, H. (2005): Warum wir lieben – Die Chemie der Leidenschaft. Patmos, Düsseldorf.

Sason Shaik, S. (2003): Chemistry – A central pillar of human culture. Angewandte Chemie, International Edition 42, 3208–3215.

Warum hilft Schokolade nur bedingt gegen Liebeskummer?

Macht, M. et al. (2002): Chocolate eating in healthy men during experimentally induced sadness and joy. Appetite 39, 147–158.

Sabelli, H. et al. (1996): Sustained antidepressant effects of PEA replacement. International Journal of Neuropsychiatry 8, 168–171.

Small, D. M. et al. (2001): Changes in brain activity related to eating chocolate, from pleasure to aversion. Brain 124 (9), 1720–1733.

Szabo, A. et al. (2001): Phenylethylamine, a possible link to the antidepressant effects of exercise? British Journal of Sports Medicine 35, 342–343.

Warum gehen Männer gern in Peepshows?

Alexander, G. M. & Sherwin, B. B. (1991): The association between testosterone, sexual arousal, and selective attention for erotic stimuli in men. Hormones and Behavior 25, 367–381.

Arnow, B. A. et al. (2002): Brain activation and sexual arousal in healthy, heterosexual males. Brain 125, 1014–1023.

Karama, S. et al. (2002): Areas of brain activation in males and females during viewing of erotic film excerpts. Human Brain Mapping 16 (1), 1–13.

Lange, J. D. et al. (1980). Serum testosterone concentration and penile tumescence changes in men. Hormones and Behavior 14, 267–270.

Warum erregt Männer schon eine kurze Begegnung mit einer Frau?

LaFerla, J. J. et al. (1978): Psychoendocrine response to sexual arousal in human males. Psychosomatic Medicine 40, 166–172.

Plaud, J. J. & Martini, J. R. (1999): The respondent conditioning of male sexual arousal. Behavior Modification 2, 254–68.

Redoute, J. et al. (2000): Brain processing of visual sexual stimuli in human males. Human Brain Mapping 11, 162–177.

Roney, J. R. et al. (2003): Behavioral and hormonal responses of men to brief interactions with women. Evolution and Human Behavior 24, 365–375.

Warum fühlt sich ein Orgasmus so schön an?

Brody, S. & Krüger, T. H. C. (2006): The post-orgasmic prolactin increase following intercourse is greater than following masturbation and suggests greater satiety. Biological Psychology 71, 312–315.

Carmichael, M. S. et al. (1987): Plasma oxytocin increases in the human sexual response. Journal of Clinical Endocrinology & Metabolism 64, 27–31.

Carmichael, M. S. et al. (1994): Relationships among cardiovascular, muscular and oxytocin response during human sexual activity. Archives of Sexual Behavior 23, 59–79.

Georgiadis, J. R. und Holstege, G. (2005): Human brain activation during sexual stimulation of the penis. The Journal of Comparative Neurology 5, 33–38.

Graber, B. et al. (1985): EEG during masturbation and ejaculation. Archives of Sexual Behavior 14, 491–503.

Meston, C. M. & Frohlich, P. F. (2000): The neurobiology of sexual function. Archives of General Psychiatry 57, 1012–1030.

Murphy, M. R. et al. (1987): Changes in oxytocin and vasopressin secretion during sexual activity in men. Journal of Clinical Endocrinology & Metabolism 65, 738–741.

Murphy, M. R. et al. (1990): Naloxone inhibits oxytocin release at orgasm in man. Journal of Clinical Endocrinology and Metabolism 71, 1056–1058.

Warum ist es ziemlich umständlich, die Echtheit eines Orgasmus zu prüfen?

Holstege, G. et al. (2003): Brain activation during human male ejaculation. The Journal of Neuroscience 23 (27), 9185–9193.

Le Page, M. (2005): Women's orgasms are a turn-off for the brain. New Scientist Magazine 2505, 14.

Warum schlafen Männer nach dem Sex oft ein?

Born, J. et al. (1992): Vasopressin regulates human sleep by reducing rapid-eye-movement sleep. Endocrinology and Metabolism 262, 295–300.

Born, J. et al. (1998): Neuropsychological effects of vasopressin in healthy humans. Progress in Brain Research 119, 619–643.

Perras, B. et al. (1996): Sleep and signs of attention during 3 months of intranasal vasopressin: a pilot study in two elderly subjects. Peptides 17, 1253–1255.

Perras, B. et al. (2003): Improvement of sleep and pituitary-adrenal inhibition after subchronic intranasal vasopressin treatment in elderly humans. British Journal of Clinical Pharmacology 23, 35–44.

Wang, Z. et al. (1998): Voles and vasopressin: A review of molecular, cellular, and behavioral studies of pair bonding and paternal behaviors. Progress in Brain Research 119, 483–499.

Warum kann schon eine heiße Nacht verbinden?

Carter, C. S. et al. (1992): Oxytocin and social bonding. Annals of the New York Academy of Science 652, 204–211.

Insel, T. R. et al. (1995): Oxytocin and the molecular basis for monogamy. Advanced Experiments in Medical Biology 395, 227–234.

Lim, M. M. et al. (2004): Enhanced partner preference in a promiscuous species by manipulating the expression of a single gene. Nature 429 (6993), 754–757.

Uvnas-Moberg, K. (1998): Oxytocin may mediate the benefits of positive social interaction and emotions. Psychoneuroendocrinology 23 (8), 819–835.

Young, L. J, et al. (1998): Neuroendocrine Basis of Monogamy. Trends in Neuroscience 21 (2), 71–75.

Warum macht Sex müde Beine, aber eine ruhige Hand?

Gschwendt, G. (2002): Männersport – Frauensport. Sport Physiotherapie 13 (4), 10–13.

Humpert, M. (2005): Die Liebe macht's: Aktive Läufer – schneller Sex vor dem Wettkampf. Running – Das Laufmagazin 04/2005.

Warum hält Sex Frauen jung und Männerherzen fit?

Coleman, E. (2002): Masturbation as a means of achieving sexual Health. Journal of Psychology and Human Sexuality 14 (2/3), 5–16.

Couch, J. (1987): Relief of Migraine Headache with Sexual Orgasm. Headache 27 (5), 287.

Evans, R. W. & Couch, R. (2001): Orgasm and migraine. Headache 41, 512–514.

Meaddough, E. L. et al. (2002): Sexual Activity, Orgasm and tampon use are associated with a decreased risk for endometriosis. Gynecologic and Obstetric Investigation 53, 163–169.

Murrell, T. G. C. (1995): The potential for oxytocin (OT) to prevent breast cancer: A hypothesis. Breast Cancer Research and Treatment 35, 225–229.

Yavaşçaoğlu, I. et al. (1999): Role of ejaculation in the treatment of chronic non-bacterial prostatitis. International Journal of Urology 6, 130–134.

Warum kann Sperma fröhlich machen?

Gallup, G. et al. (2002): Does semen have antidepressant properties? Archives of Sexual Behavior 31 (3), 289–293.

Warum finden wir uns manchmal in fremden Betten wieder?

Grammer, K. & Renninger, L. (2004): Disco clothing, female sexual motivation and relationship status: Is she dressed to impress? Journal of Sex Research 41 (1), 66–74.
Marlowe, F. (2000): Paternal investment and the human mating system. Behavioural Processes 51, 45–61.
Schmitt, D. P., & Buss, D. M. (2001): Human mate poaching: Tactics and temptations for infiltrating existing mateships. Journal of Personality and Social Psychology 80, 894–917.
Shackelford, T. K. (2003): Preventing, correcting, and anticipating female infidelity: Three adaptive problems of sperm competition. Evolution and Cognition 9, 90–96.
Simmon, L. W. et al. (2004): Human sperm competition: testis size, sperm production and rates of extrapair copulations. Animal Behaviour 68, 297–302.

Warum sind häufig wechselnde Geschlechtspartner ungesund?

Hameed, N. et al. (1995): The role of the anti-sperm autoantibodies in the management of patients with primary infertility. The Journal of the Pakistan Medical Association 45 (8), 203–205.
Koelman, C. A. et al. (2000): Correlation between oral sex and a low incidence of preeclampsia: a role for soluble HLA in seminal fluid? Journal of Reproductive Immunology 46 (2), 155–166.
Robertson, S. A. & Sharkey, D. (2001): The role of semen in induction or maternal immune tolerance to pregnancy. Seminars in Immunology 13, 243–254.

Warum kann die Antibabypille ein Lusttöter sein?

Goldstein, I. (2005): New Scientist Magazine 2501, 17.
Goldstein, I. et al. (2004): Steroid hormones in female sexual function and dysfunction. Clinical Obstetrics and Gynecology 47 (2), 471–484.

Warum können wir riechen, wann der Zeugungszeitpunkt günstig ist?

Matteo, S. & Rissman, E. F. (1984): Increased sexual activity during the midcycle portion of the human menstrual cycle. Hormones and Behavior 18, 249–255.
Poran, N. S. (1994): Cyclic attractivity of human female odors. Advanced in the Biosciences 93, 555–560.
Singh, D. & Bronstad, P. M. (2001): Female body odour is a potential cue to ovulation. Proceedings of the Royal Society of London, Series B, 268, 797–801.

Warum können Männer den Takt bei Frauen angeben?

Cutler, W. B. et al. (1986): Human axillary secretions influence women's menstrual cycle: the role of donor extract from men. Hormones and Behavior 20, 463–473.
Graham, C. A. & McGrew, W. C. (1980): Menstrual synchrony in female undergraduates living on a coeducational campus. Psychoneuroendocrinology 5, 245–252.
McClintock, M. (1971): Menstrual synchrony and suppression. Nature 229, 244–245.
McClintock, M. K. (1999): Pheromones and regulation of ovulation. Nature 401, 232–233.

Preti, G. et al. (1986): Human axillary secretions influence women menstrual cycle: the role of donor extract from women. Hormones and Behavior 20, 463–473.

Stern, K. & McClintock, M. (1998): Regulation of ovulation by human pheromones. Nature 392, 177–179.

Strassmann, B. I. (1999): Menstrual synchrony pheromones: cause for doubt. Human Reproduction 14 (3), 579–580.

Trevathan, W. R. et al. (1993): No evidence for menstrual synchrony in lesbian couples. Psychoneuroendocrinology 18, 425–435.

Veith, J. L. et al. (1983): Exposure to men influences occurrence of ovulation in women. Physiology and Behavior 31, 313–315.

Wilson, H. C. et al. (1991): Two studies of menstrual synchrony: negative results. Psychoneuroendocrinology 16, 353–359.

Warum erhöht ein Kinderwunsch die sexuelle Lust?

Berg, S. J. & Wynne-Edwards, K. E. (2001): Changes in testosterone, cortisol and estradiol levels in men becoming fathers. Mayo Clinic proceedings 76, 582–592.

Gray, P. et al. (2002): Married men have less testosterone. Evolution and Human Behavior 23, 193.

Gray, P. B. et al. (2002): Marriage and fatherhood are associated with lower testosterone in males. Evolution and Human Behavior 23, 193–201.

Hirschenhauser, K. et al. (2002): Monthly patterns of testosterone and behavior in prospective fathers. Hormones and Behavior 42, 172–181.

Spencer, N. A. et al. (2004): Social chemosignals from breastfeeding women increase sexual motivation. Hormones and Behavior 46 (3), 362–370.

Warum bekommen dominante Frauen eher männlichen Nachwuchs?

Cagnacci, A. et al. (2004): Influences of maternal weight on the secondary sex ratio of human offspring. Human Reproduction 19 (2), 442–444.

Fukuda, M. et al. (2002): Parental periconceptional smoking and male: female ratio of newborn infants. Lancet 359, 1407–1408.

Norberg, K. (2004): Partnership Status and the Human Sex Ratio at Birth. Proceedings of the Royal Society of London, Series B, 271 (1555), 2403–2410.

Shettles, L. B. & Rorvik, D. M. (1996): How to Choose the Sex of Your Baby. Main Street Books, Franklin.

Warum haben Schwangere Heißhunger auf saure Gurken?

Clark, M. & Ogden, J. (1999): The impact of pregnancy on eating behaviour and aspects of weight concern. International journal of obesity and related metabolic disorders: Journal of the International Association for the Study of Obesity 23 (1), 18–24.

Dickens, G. & Trethowan, W. (1971): Cravings and aversions during pregnancy. Journal of Psychosomatic Research 15, 259–268.

Fairburn, C. G. et al. (1992): Eating habits and eating disorders during pregnancy. Psychosomatic Medicine 54 (6), 665–672.

Tamimi, R. M. et al. (2003): Average energy intake among pregnant women carrying a boy compared with a girl. British Medical Journal 32, 1245–1246.

Warum können Männer auch ein bisschen schwanger werden?

Bogren, L. Y. (1984): The couvade syndrome: background variables. Acta Psychiatrica Scandinavica 70 (4), 316–320.

Klein, H. (1991): Couvade syndrome: male counterpart to pregnancy. Inernational Journal of Psychiatry in Medicine 21 (1), 57–69.
Masoni, S. et al. (1994): The couvade syndrome. Journal of Psychosomatic Obstetrics and Gynaecology 15 (3), 125–131.

Warum werden Frauen bei der Geburt nicht ohnmächtig vor Schmerzen?

Cahill, C. A. (1989): Beta-endorphin levels during pregnancy and labor: a role in pain modulation? Nursing Research 38 (4), 200–203.
Goland, R. S. et al. (1981): Human plasma beta-endorphin during pregnancy, labor, and delivery. Journal of Clinical Endocrinology and Metabolism 52, 74.

Warum spüren Mütter, wenn es ihrem Kind schlecht geht?

Insel, T. R. (1997): A neurobiological basis of social attachment. The American Journal of Psychiatry 154 (69), 726–735.
Kendrick, K. M. (2000): Oxytocin, Motherhood and Bonding. Experimental Physiology 85 (1), 111–124.
Nissen, E. et al. (1992): Elevation of oxytocin levels early postpartum in women. Acta Obstetricia et Gynecologica Scandinavica 74, 530–533.
Pedersen, C. A. et al. (1982): Oxytocin induces maternal behavior in virgin female rats. Science 216, 648–649.
Uvnas-Moberg, K. et al. (1990): Personality traits in women 4 days postpartum and their correlation with plasma levels of oxytocin and prolactin. Journal of Psychosomatic Obstetrics and Gynaecology 11, 261–272.

Nachwort: Warum trinken mehr Menschen Coca-Cola als Pepsi?

McClure, S. M. et al. (2004): Neural correlates of behavioral preference for culturally familiar drinks. Neuron 44, 379–387.

Register

A

B

C

D

E

F

G

H

I

K

L

M

T

V

W

Z